Vitamine die bessere Medizin

Dr. rer. nat. Dirk Klante

Vitamine die bessere Medizin

Wie Sie einfach gesünder leben können

Synergia

Die Ratschläge in diesem Buch sind vom Autor und vom Verlag sorgfältig erwogen und geprüft. Dennoch kann keine Garantie dafür übernommen werden. Eine Haftung des Autors bzw. des Verlags für Personen-, Sach-, und Vermögensschäden sind ausgeschlossen.

2. überarbeitete und erweiterte Auflage 2019
veröffentlicht im Synergia Verlag,
eine Marke der Sentovision GmbH

www.synergia-verlag.ch

Umschlaggestaltung, Gestaltung und Satz: FontFront.com, Roßdorf
Printed in EU

ISBN: 978-3-906873-73-2

1. Auflage 2011 wurde im Verlag FAZIT:GESUND veröffentlicht, Marburg
Titel: Mir geht's gut! Was Vitamine & Co wirklich leisten
ISBN: 978-3-943300-00-0

Bibliografische Information der Deutschen Bibliothek
Die Deutsche Bibliothek verzeichnet diese Publikation in der deutschen Nationalbibliografie; detaillierte bibliografische Daten sind im Internet unter http://dnb.ddb.de abrufbar.

Inhaltsverzeichnis

„Die herkömmliche Meinung zu Vitaminen lautet: Sie haben lediglich katalytische Funktionen und werden deshalb nur in kleinen Mengen benötigt. Das ist falsch! Vitamine werden bei biochemischen Reaktionen verbraucht. Sie werden bei der „Neutralisierung" von freien Radikalen, die bei Infektionen und Entzündungen in großen Mengen entstehen, gebraucht. Außerdem sind sie bei der Verschiebung von chemischen Gleichgewichten, zur Erhöhung der enzymatischen Aktivität und vielem anderen mehr im Körper nötig. Aus rein chemischen und biochemischen Gründen sind deshalb Vitamine in hohen Dosierungen unabdingbar. Ich habe dies verinnerlicht."

Dirk Klante

Danksagung

Ich möchte Nadine Klante und Dr. Markus Sandmann dafür danken, dass sie mir bei der Entstehung des Buches hilfreich zur Seite gestanden haben.

Dirk Klante

„Wenn man nicht genügend Vitamin C mit der Nahrung zu sich nimmt, bekommt man Skorbut. Die medizinischen Autoritäten schließen daraus: Hat man keinen Skorbut, so hat man genügend Vitamin C aufgenommen. Ich halte das für einen schwerwiegenden Fehler.“
Albert Szent-Györgyi [1893–1986, ungarischer Biochemiker und Nobelpreisträger, Entdecker des Vitamin C]

Zu diesem Buch

Ich bin Chemiker und habe vor fast 30 Jahren die Vitamine und andere wichtige Nährstoffe für mich entdeckt. Ich suchte aufgrund von Krankheit nach einer sanften Möglichkeit, meine damals sehr bedrückende gesundheitliche Situation zu verbessern.

In meiner Kindheit, Jugend und frühen Studienzeit war ich häufig schwer krank, und es drohte schließlich die Amputation eines Unterschenkels. Offene Unterschenkel mit der Tendenz zur Nekrose. Selbst auf Nachfrage wollte kein Arzt eine Prognose abgeben. Keine erfreuliche Aussicht. Auf der Suche nach einer Alternative wurde mir klar, dass die Lösung nicht allein in der klassischen Schulmedizin liegen konnte, die zwar die akuten Beschwerden linderte, aber offenbar nicht dauerhaft half. Nach einigen Monaten schulmedizinischer Therapie hatte sich die Situation sogar deutlich verschlechtert. Langfristig schien die klassische Therapie ungeeignet zu sein, meine gesundheitlichen Probleme zu lösen. Da mir als Chemiker die biochemischen Vorgänge, die Gesundheit und Krankheit beeinflussen, schon damals bekannt waren, beschloss ich, mich selbst zu behandeln. Mehrmals habe ich die Anweisungen der Ärzte ganz bewusst ignoriert, was sich im Nachhinein jedes Mal als richtig erwies. Ich setzte Medikamente ab, verordnete mir eine Vitamin- und Ernährungstherapie und experimentierte mit verschiedenen Vitamin- und Nährstoffmischungen. Aufgrund der hohen Sicherheit und der geringen Toxizität der Vitamine war das kein Problem. Medikamente sind über 400 000-mal tödlicher! Schließlich suchte ich mir auch einen Arzt, der über mehr therapeutische Phantasie verfügte, als die meisten anderen Schulmediziner. Er empfahl eine weitere Ernährungsumstellung sowie einige andere natürliche Heilmittel, die nicht zum Repertoire der Schulmedizin gehörten. Nach und nach stellte sich der Erfolg ein.

Ich musste keine Medikamente mehr einnehmen. Als meine Gesundheit wieder hergestellt war, meinte mein Arzt rückblickend: „Ich hätte nicht damit gerechnet, dass das alles noch mal verheilen würde". 20 Jahre lang haben mich Vitamine und Co. vor einem Morbus Crohn Schub bewahrt, was ungewöhnlich lange ist. Als ich dann einen Schub bekam, konnte ich mittels Möhrensuppe, Vitaminen u.a.m. auf 90–100 % der Medikamente verzichten (Klante 2015).

I

Gute Ernährung braucht mehr als Obst und Gemüse

Eine der ersten Pflichten eines Arztes ist es, den Massen beizubringen keine Medizin zu nehmen.
Sir William Osler [kanadischer Arzt, 1849–1919]

1. Ein Wort zuvor
2. 5-am-Tag – wer schafft das schon?
3. Früher war alles besser! (?) – Ernährung damals und heute
4. Mein Rund-um-gesund-Programm

I.1

Ein Wort zuvor

Wenn Sie es leid sind, sich strengen Diäten oder quälenden Sportprogrammen zu unterwerfen, aber trotzdem einfach gesünder leben wollen, dann ist das vorliegende Buch genau richtig für Sie. Sie bekommen alltagstaugliche Tipps für mehr Gesundheit und Fitness und den Rat, Nahrungsergänzungsmittel – vor allem Vitamine – einzusetzen. Aber davon wird doch allenthalben abgeraten, werden Sie vielleicht jetzt denken. Die bringen doch nichts oder sind sogar gefährlich!

Dass dies ein Irrtum ist und selbst eine sehr gute Ernährung keine optimalen Vitaminmengen liefert, werden Sie schon nach den nächsten Seiten verstehen. Und Sie werden vermutlich erfreut sein zu lesen, dass Sie mit zusätzlichen Vitaminen zum Beispiel Erkältungen vollständig vermeiden, das Risiko für Augen- und Herzerkrankungen deutlich senken können und mit Vitamin C-Gigadosen erheblich bessere Chancen gegen Krebs haben. Dieses Buch erklärt Ihnen, welches die wichtigsten Substanzen sind, in welchen Mengen sie helfen und wo sie preiswert angeboten werden.

Wenn Sie nach einer sanften Variante suchen, wie bei gesundheitlichen Problemen Linderung zu erreichen ist, dann werden Sie hier fündig.

Seit fast 30 Jahren beschäftige ich mich nun intensiv mit Nahrungsergänzung. Genauso lange setze ich mich ebenso intensiv mit den Argumenten der Gegner von Nahrungsergänzungen auseinander, denn sie sind es, die in der Mainstream-Medienlandschaft (fast) ausschließlich das Wort haben. Meistens handelt es sich dabei um das ernährungswissenschaftliche und medizinische Establishment. Renommierte Wissenschaftler, die zusätzliche Vitamine für sinnvoll halten, finden selbst im öffentlich-rechtlichen Bereich kaum Gelegenheit, ihre Ansichten darzulegen. Von ausgewogener Berichterstattung ist man meilenweit entfernt. Auch aus diesem Grund, um einen klaren Kontrapunkt zu setzten, ist dieses Buch entstanden.

Das medizinische Establishment hat sich in der Vergangenheit schon häufig heftig gegen Neuerungen gewehrt und sie verzögert. Neuerungen, die notwendig und richtig waren, wie sich im Nachhinein oft herausstellte.

In diesem Buch werde ich deshalb die Argumente der Gegner von Nahrungsergänzungen aufgreifen.
Und zum Beispiel belegen, dass die „5-am-Tag-Diät“ (Kapitel I.2) nicht reicht, um optimale Nährstoffmengen zu liefern, und zudem für die große Mehrheit der Menschen gänzlich undurchführbar ist. Dieses hoch gepriesene Angebot zur gesunden Lebensweise wirkt wissenschaftlich betrachtet geradezu zynisch. Ich werde unzulässige Schlussfolgerungen aus Studien und unlogische Argumentationen nachweisen. Die Gegner werden widerlegt, indem ich die chemischen und biochemischen Vorgänge erläutere, die in der Folge eine Nahrungsergänzung begründen.
Im V. Kapitel mache ich Vorschläge, wie man bei Krankheiten mit Vitaminen und Co. Besserung erreichen und sich vor Schäden durch alltägliche Genuss-Laster schützen kann. Ich beziehe mich dabei auf wissenschaftliche Untersuchungen und eigene Erfahrungen.
Dieser Ratgeber verspricht Ihnen nicht, dass Sie 120 Jahre alt werden oder eine perfekte Gesundheit bekommen. Aber Sie werden mit Hilfe dieses Buches neue Wege finden, um Ihre gegenwärtige und zukünftige Gesundheit ohne großen Aufwand zu verbessern. Als ich an diesem Buch schrieb, stand ich unmittelbar vor meinem 49. Geburtstag.
Sehr oft werde ich jünger geschätzt. Allerdings musste auch ich zunächst feststellen, dass sich bei mir einige Alterserscheinungen, wie ausfallendes Haar und Ergrauen einstellten. Es ist mir aber tatsächlich gelungen, dass meine Haare wieder wachsen. An der Beseitigung des Graus arbeite ich noch.

I.2
Fünf am Tag – wer schafft das schon?

Seit etlichen Jahrzehnten lautet eine wichtige, aber falsche Empfehlung des medizinischen und ernährungswissenschaftlichen Establishments: „Wer sich ausgewogen ernährt, der kann auf Nahrungsergänzungen verzichten“. Oder ähnliche Formulierungen wie: „Niemand benötigt mehr Vitamine, als die von offizieller Seite wie zum Beispiel der Deutschen Gesellschaft für Ernährung (DGE) empfohlenen Mengen“ und andere mehr. Für diese Hypothesen liefern die Verkünder allerdings keinen Beweis. Es sind auch sehr „strenge“ Hypothesen, die sich schon durch Einzelfälle widerlegen lassen. In diesem Buch kann nur ein sehr kleiner Ausschnitt an wissenschaftlichen Arbeiten präsentiert werden. Sie zeigen aber, dass es viele Situationen gibt, in denen deutlich größere Mengen an Vitaminen als man sie mit der Nahrung aufnehmen kann einen weiteren zusätzlichen gesundheitlichen Nutzen haben. Was die oben erwähnten Hypothesen dann widerlegt.

Damals wie heute gelten dieselben Regeln:

✔ viel Obst und Gemüse essen
✔ Vollkornprodukte verzehren
✔ wenig Weißmehl und Zucker konsumieren
✔ regelmäßig Milchprodukte in den Speiseplan aufnehmen
✔ Fleisch und Eier nur gelegentlich essen
✔ fetten Seefisch möglichst häufig auftischen

Ich möchte nicht missverstanden werden, diese Regeln haben ihre Berechtigung. Wer sie befolgt, wird gesünder leben und seltener erkranken als jemand, der nur sehr wenig Obst und Gemüse isst und keinen Fisch mag. Es gibt da allerdings einige kleine Haken. Dieser alte Wein wird nun seit einigen Jahren in fünf neue Schläuche gegossen und heißt dann „5-am-Tag“ oder neudeutsch ‚five-a-day‘. Außer einem kreativen Namen steckt da wirklich nicht viel Neues drin. Danach soll etwa fünf mal 130 g

– also 650 g essbarer Anteil – frisches Obst und Gemüse verzehrt werden. Täglich! Im Winter wie im Sommer! Dann wird einem aber auch noch vorgeschrieben, welche Obst- und Gemüsesorten man essen soll. Möglichst bunt wegen der Carotinoide, viel Kohl – 3- bis 4-mal pro Woche! – wegen Indol-3-Carbinol oder Sulforaphan und so weiter und so fort. Wer schafft das schon?

Ich mache es kurz: Diese Empfehlungen werden in etwa nur von einem Prozent der Bevölkerung eingehalten. Trösten Sie sich, ich gehöre wie Sie zu den 99 Prozent. Und genau für diese 99 Prozent schreibe ich dieses Buch. Bei dieser überwältigenden Mehrheit, ist davon auszugehen, dass darunter auch viele Ärzte und Ernährungsfachleute sind, die ihre eigenen Empfehlungen nicht einhalten.

Frei nach dem Motto „Wir predigen Wasser und trinken Wein“ Ein weiteres Problem dieser Empfehlung ist, dass es überhaupt keine ausreichenden Belege dafür gibt, dass diese unrealistische „Fünf-am-Tag“-Diät die optimalen Nährstoffmengen liefert. In einigen Fällen tut sie das, aber längst nicht in allen.

Außer „Fünf-am-Tag“ sind also zusätzliche Vitaminmengen von gesundheitlichem Nutzen. Wollte man diesen zusätzlichen Nutzen alleine über die Nahrung erhalten, müsste man aber sechs, zehn, fünfzehn und mehr Obst- und Gemüse-Portionen am Tag verzehren. Wer isst solche Mengen? Niemand! Das heißt, selbst der kleinen Gruppe der Bevölkerung, die „5-am-Tag“ schafft, fehlt eine optimale Nährstoffversorgung.

Diese Empfehlung hat eben keinen Bezug zur Realität. Wenn eine Abmachung oder Empfehlung zwischen Arzt und Patient – auch Compliance genannt – nur von etwa einem Prozent einzuhalten wäre, würde jeder verantwortliche Arzt dem Patienten eine andere Therapie verordnen. Da also die vergleichsweise strenge Empfehlung „5-am-Tag“ unzureichend ist, kommen wir an Nahrungsergänzungen nicht vorbei.

In der nachfolgenden Tabelle können Sie Empfehlungen für einige Nährstoffe mit der Realität der Versorgung bei Männern und Frauen vergleichen.

Tabelle 1: Empfehlungen für die tägliche Nährstoffzufuhr im Vergleich zur „Deutschen Realität"

Nährstoff	DGE mg/Tag	*5 am Tag mg/Tag	Deutsche Realität mg/Tag	Dieses Buch mg/Tag
Vitamin C	75–100	ca. 250	106	1000–100 000
Vitamin B3	15–18	30	30	> 100
Vitamin B5	5–6	10	5	> 1000
Vitamin B6	1,5–2	3–4	1,6	> 25
Vitamin D	20 µg	ca. 10–15µg	5 µg	> 50 µg
Vitamin E	10	20–30	10	200–2000
Folsäure	0,2	0,4	0,22	0,4–1
Zink	7–10	15–20	10	25–30
Selen	20–100 µg	100 µg	40–50 µg	200–600 µg

Hinweis: µg = Mikrogramm (ein Tausendstel eines Milligramms (mg))

1. Quelle: DGE (Deutsche Gesellschaft für Ernährung) www.dge.de
2. DGE et al. (2000): Ernährungsbericht

* eigene Berechnungen

Sie erkennen leicht, dass eine Nahrungsergänzung sinnvoll ist. Die Deutschen nehmen deutlich weniger Nährstoffmengen auf, als eine „5-am-Tag"-Diät liefert, die – wie gesagt – von nur einem Prozent der Bevölkerung eingehalten wird. Die Mengen, die ich für sinnvoll halte und begründe, können mit der Nahrung alleine bei weitem nicht aufgenommen werden. Lediglich die Empfehlungen der Deutschen Gesellschaft für Ernährung (DGE) werden erreicht. Die DGE verweist jedoch darauf, dass ihre Empfehlungen nur dazu geeignet sind, einen Mangel sicher zu vermeiden. Von optimaler Zufuhr kann keine Rede sein. Die Fachleute, die diese Diät empfehlen, werden nicht müde gebetsmühlenartig fast jegliche Nahrungsergänzung zu verteufeln. Angesichts der Realitäten ist das schon fast zynisch. Bedenkt man, dass die Vitamine B6 in Mengen ab 3 mg und Folsäure ab 0,4 mg täglich eine große Bedeutung für die Vermeidung von Herzinfarkten und Schlaganfällen haben, kann ich nur sagen, ergänzen Sie diese Vitamine lieber heute als morgen. Am Beispiel der Folsäure möchte ich Ihnen deutlich machen, wie schwierig es ist, die benötigte Mindestmenge von 0,4 mg = 400 µg täglich (!) mit der Nahrung aufzunehmen.

Tabelle 2: Gemüsemengen für den täglichen Folsäure-Bedarf

Folsäurereiches Gemüse	Menge an rohem Gemüse, um 400 µg Folsäure zu erhalten	Menge an gekochtem Gemüse, um 400 µg Folsäure zu erhalten
Spinat	300 g	400 g
Broccoli Röschen	400 g	530 g
Spargel	670 g	900 g
Rosenkohl	670 g	900 g
Wirsing	670 g	900 g

Je nach Zubereitungsart kann im Mittel mit einem Folsäureverlust von ca. 25 Prozent – oft mehr – gerechnet werden. Die meisten Menschen werden also sehr große Schwierigkeiten haben, die benötigten Folsäuremengen mit der Nahrung aufzunehmen. Ich rate zu einem Nahrungsergänzungsmittel.

I.3

Früher war alles besser? Ernährung damals und heute

Natürlich war früher nicht alles besser, und keiner von uns möchte zurück in die Steinzeit. Es gibt aber zwei Ernährungsprobleme, die es früher nicht gab. Ich spreche von dem massiven Überschuss an Zucker und Omega-6-Fettsäuren in der heutigen Ernährung. Seit Jahrtausenden bis vor etwa 160–170 Jahren waren die Zuckermengen und die Mengen an Omega-6-Fettsäuren in der menschlichen Ernährung niedrig. Diese Fette – sie sind zum Beispiel reichlich in Sonnenblumenöl und Margarine enthalten – gelten in größeren Mengen als ungesund. Im Zuge der Industrialisierung haben sich die verbrauchten Mengen dramatisch erhöht. Das Verhältnis der ungesunden Omega-6-Fettsäuren zu den gesunden Omega-3-Fettsäuren in der Nahrung – enthalten in fettem Seefisch, Raps- und Leinöl – lag früher bei zwei zu eins bis eins zu eins. Heute liegt es bei zehn zu eins bis 50 zu eins. Also viel zu hoch! Der Zuckerkonsum betrug in der ersten Hälfte des 19. Jahrhunderts weniger als zehn kg pro Person und Jahr. Heute liegt er bei über 50 kg. Welche fatalen gesundheitlichen Konsequenzen diese beiden Ernährungsprobleme im Zucker- und Fettstoffwechsel genau mit sich bringen, sehen wir in den Kapiteln II.3 und II.4. Soviel an dieser Stelle: Der doppelte Überschuss führt gewisser Maßen zu einem doppelten Mangel. Hoher Zuckerkonsum hemmt die Wirkung von Vitamin C und hoher Konsum an Omega-6-Fettsäuren die der Omega-3-Fettsäuren. In der Frühzeit bestand die Ernährung aus etwa 50 Prozent pflanzlicher und 50 Prozent tierischer Kost – Fisch und mageres Fleisch. Es gab keine Weißmehlprodukte. Eine solche Kost lieferte bezogen auf 2500 kcal – wenn keine Hungerperiode vorlag – deutlich größere Mengen an Vitaminen als unsere „moderne“ Ernährung, nämlich etwa 400 mg Vitamin C, 50 bis 75 mg Vitamin B3 und etwa 5 bis 6 mg Vitamin B6, was man anhand von Ernährungstabellen recht gut abschätzen kann. Eine solche Ernährung mit mehr Omega-3-Fettsäuren, mehr

Vitaminen, kaum Zucker, keinen Weißmehlprodukten war ganz klar gesünder, als die heute übliche Kost.
Wie sehr ein hoher Konsum von Weißmehl- und Zuckerprodukten letztlich auch die Blutfette beeinflusst, ist unten auf dieser Seite vereinfacht dargestellt. Weißmehl- und Zuckerprodukte führen zu einem schnellen Anstieg des Blutzuckers. Weizen freie Vollkornprodukte tun das nicht. Dieser Anstieg ist eine Belastung für die Bauchspeicheldrüse, die das Insulin sehr schnell bereitstellen muss. Muss sie das sehr regelmäßig tun, kann langfristig dadurch Diabetes entstehen. Die großen Zuckermengen führen aber schließlich auch zu einer verstärkten Fett- und Cholesterinsynthese und lösen so Übergewicht und erhöhte Blutfettwerte aus. Es steigt aber nicht nur der Gesamtcholesteringehalt. Die Kombination einer zucker- und fettreichen Ernährung führt fast immer zu einem ungünstigen Verhältnis von „gutem“ (HDL) zu schlechtem“ Cholesterin (LDL). Vielleicht können Sie es sich auch leichter merken mit „hilfreich“ (HDL) und „liederlich“ (LDL).

Zusammenhang von Zucker- und Fettsäurestoffwechsel
Vereinfachte Darstellung

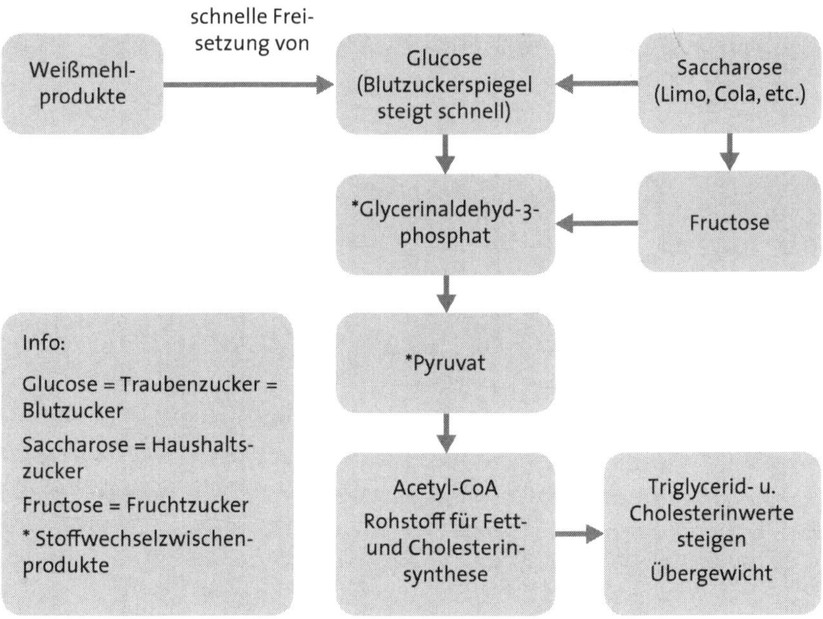

I.4
Mein Rundum-gesund-Programm

Mein persönliches Vitaminprogramm startete ich im Herbst 1989 mit der zusätzlichen Einnahme von ca. 2000 bis 3000 mg Vitamin C täglich. Im Laufe der Zeit habe ich mein Programm immer weiter ausgebaut.
Ich fühle mich heute mit 49 Jahren fitter und besser denn je. Das Lebensgefühl und die Laborwerte vieler jüngerer Männer und Frauen können da vermutlich nicht wirklich mithalten. Studieren Sie mein Rundum-gesund-Programm, dann wissen Sie warum. Und Sie bekommen Anhaltspunkte für das, was Sie bei sich ändern wollen.

Meine Routine

✓ Ich esse Obst und Gemüse, wie ich Lust habe,
✓ esse regelmäßig Tomatenprodukte und β-Carotin haltiges Gemüse
✓ Fleisch und Eier, wie ich Lust habe, jede Woche mindestens 10–14 Eier, und meinen Blutfettwerten schadet es nicht.
Einschränkende Empfehlungen von Experten interessieren mich nicht.
✓ Ich esse wenig Süßes – und wenn, dann dunkle Schokolade,
✓ wenig Weißmehlprodukte
✓ keinen Weizen und keinen Mais stattdessen Dinkel, Emmer, Roggen, Buchweizen…
✓ vermeide Omega-6-Fettsäuren – verwende also zum Beispiel kein Sonnenblumenöl und esse keine Chips etc.
✓ treibe regelmäßig Sport
✓ Ich nehme täglich Nahrungsergänzungsmittel (NEM – Bezugsquellen siehe Kapitel VI):
1 Tablette Vitamin B-50-Komplex mit folgendem Inhalt:
Vitamine B1, B2, B3, B5, B6, Cholin, Inositol, PABA je 50 mg, Folsäure 400 µg, Vitamin B12 und Biotin je 50 µg

Zusätzlich:
✓ Vitamin B3 als Inositolhexanikotinat 500 mg
✓ Vitamin B5, 2000–3000 mg
✓ Vitamin C, ca. 5 bis10 g, wenn nötig mehr

- ✓ Vitamin D3, 100 000 I. E. pro Woche
- ✓ Vitamin E, als gemischte Tocoopherole ca. 700 mg überwiegend als d-alpha-Tocopherol (= RRR-alpha Tocopherol) und d-gamma Tocopherol
- ✓ Coenzym Q10, 100 mg
- ✓ R-alpha-Liponsäure, 300 mg
- ✓ Cystein, ca. 500–1000 mg
- ✓ Omega-3-Fettsäuren, 3 bis 7 g als Eicosapentaen- und Docosahexaensäure aus Nahrung und kaltgepresstem Fischöl
- ✓ japanischer Grüntee, Sencha I – 8 bis10 Minuten ziehen lassen
- ✓ Mineralien und Spurenelemente:
  - Calcium, 400–700 mg (aus Mineralwasser und Beimengungen in div. NEM)
  - Magnesium, 500 mg (aus Mineralwasser)
  - Zink, 25–30 mg
  - Chrom, 200 µg
  - Kupfer, 1 mg
  - Selen, 200 µg

- ✓ Carotinoide
  - β-Carotin, 13,3 mg (April-September)
  - Astaxanthin 12–24 mg
  - Lutein, 10 mg
  - Zeaxanthin, 2 mg
  - Lycopin, 10–15 mg aus Tomatenprodukten (z.B. Tomatenmark)

Das sind alles eher durchschnittliche Mengen an Nährstoffen. Bei Bedarf erhöhe ich zum Beispiel Vitamin C deutlich oder ergänze zum Beispiel Aminosäuren und weitere Nährstoffe.

I.4.1
Nahrungsergänzung von renommierten Wissenschaftlern

Da Ärzte, Medien und Ihre unmittelbare Umgebung häufig davon abraten, hoch dosierte Nahrungsergänzungen einzunehmen, können Sie ja mal auf einige Experten verweisen.

Name	Funktion / Titel	Nährstoffprogramm (tgl.)[1]	Quelle (Literaturverzeichnis)
Linus Pauling (1901–1994)	Zweifacher Nobelpreisträger (Chemie 1954/ Frieden 1963)	u.a. hohe Dosen Vitamin C 18 g	Pauling 1992
Louis Ignarro (1941–)	Nobelpreisträger Medizin 1998	Arginin 3g, Citrullin, Vitamin C, E, Alpha-Liponsäure, Omega-3-Fettsäuren, Folsäure	Nitric Oxide Louis Ignarro https://www.youtube.com/watch?v=nWZQwgHld_k (04.11.2018)
Konrad Beyreuther (1941–)	Alzheimerforscher am Max-Planck-Institut	Vitamin B12	FAZ 29.07.15
Bruce Ames (1928–)	Führender Biochemiker der orthomolekularen Medizin	Vitamin E 200–400 I.E, Alpha-Liponsäure 400 mg, Acetyl-Carnitin 1000 mg, Vitamin C > 500 mg, Vitamin D 3000 I.E.	http://www.doctoryourself.com/ames.html (04.11.2018)

1: Die Dosierungen waren teilweise nicht angegeben

II

Wie Vitamine und Co. uns schützen

Alles was gegen die Natur ist, hat auf Dauer keinen Bestand.
Charles Darwin [englischer Evolutionsbiologe, 1809–1882]

1. Orthomolekulare Medizin – was ist das?
2. So wirken Vitamine und Co. im Körper
3. Von Seefahrern, Goldschürfern und wie vor 40 Millionen Jahren alles begann – Vitamin C
4. Gesundheit aus der Kälte – Omega-3-Fettsäuren
5. Von Menschenversuchen, Schmutzparties und Herzinfarkten – Vitamin B3
6. Vitamin B5: Unterschätzer Tausendsassa!
7. Popeye und der tote Junge – Vitamin B6, B12 und Folsäure
8. England in der Dunkelheit – Vitamin D

II.1
Orthomolekulare Medizin – was ist das?

Die wissenschaftliche Grundlage für eine Nahrungsergänzung mit hoch dosierten Vitaminen und anderen wichtigen Nährstoffen liefert die orthomolekulare Medizin. Die Pioniere auf diesem Gebiet waren die amerikanischen Ärzte William Kaufmann, Frederick Klenner, die kanadischen Ärzte Evan und Wilfrid Shute, der kanadische Arzt und Psychiater Abram Hoffer und viele andere. Sie haben bereits in den 30er bis 50er Jahren des letzten Jahrhunderts hohe Vitamindosen bei Arthritis, verschiedenen Infektionskrankheiten, Herzerkrankungen und Schizophrenie eingesetzt. Das Fachgebiet der orthomolekularen Medizin wurde besonders von dem Amerikaner Linus Carl Pauling (1901–1994) geprägt, dem sowohl der Nobelpreis für Chemie als auch der Friedensnobelpreis verliehen wurde. Heute noch lebende Protagonisten der orthomolekularen Medizin sind u.a. der Medizin-Nobelpreisträger (1998) Louis J. Ignarro sowie Bruce Ames der weltweit führende Biochemiker auf dem diesem Gebiet.
„Ortho" bedeutet so viel wie normal oder richtig. Pauling definierte den Begriff „orthomolekulare Medizin" in dem richtungweisenden Artikel „Orthomolecular Psychiatry" (Pauling 1968). Orthomolekulare Medizin ist die Behandlung und Prävention von Krankheiten durch Verwenden von Substanzen – „Molekülen" – in optimalen Dosierungen, die normalerweise im Körper vorhanden und dort für die Erhaltung der Gesundheit unerlässlich sind. Neben Vitaminen sind das Mineralstoffe, Spurenelemente, Aminosäuren und Fettsäuren. Hormone werden auch verwendet, aber nur als Substitution, wenn der eigene Körper sie aus irgendeinem Grund selbst nicht mehr oder nicht in ausreichender Menge herstellt. Die Behandlung des Diabetes mellitus durch Insulingaben ist eine solche orthomolekulare Therapie. Die Verabreichung von Kortison bei Allergien, Haut- und Darmerkrankungen, Multipler Sklerose und anderen Erkrankungen gehört nicht dazu, auch wenn Kortison im akuten Krankheitsschub nötig sein kann. Wenn es erforderlich ist, verwenden orthomolekulare Mediziner auch Kortison und andere „harte" Medikamente. Sie belassen es aber nicht dabei, sondern kombinieren die

Orthomolekular- mit der Schulmedizin. Für den Patienten bringt das erhebliche Vorteile:

1. Vitamine und Co. reduzieren die Nebenwirkungen von Medikamenten.
2. Sie verstärken die Wirkung mancher Medikamente, das heißt, sie können niedriger dosiert werden, was auch die Nebenwirkungen weiter vermindert.

Hierzu einige Beispiele:

Bei der Chemo- und Strahlentherapie sorgen verschiedene Vitamine und andere natürliche Antioxidantien in hohen Dosierungen für eine bessere Verträglichkeit und Ansprechrate (Kapitel V.11).
Vitamin E und Acetylsalicylsäure (ASS) verstärken sich gegenseitig in ihrer Wirkung und bringen den Betroffenen zum Beispiel bei Gelenkentzündungen Erleichterung, wobei die übliche ASS-Dosis dann deutlich niedriger liegt.
Vitamin B3 und die natürliche Aminosäure Tryptophan können den Bedarf an Schlaf-, Beruhigungsmitteln und Antidepressiva deutlich verringern. Und es ist sogar möglich, dass eine orthomolekulare Therapie alleine ausreicht, vor allem in der Ruhephase einer Krankheit.

II.2
So wirken Vitamine und Co. im Körper

Grundlagen:

Für chemische Reaktionen sind im Chemielabor hohe Temperaturen nötig – z.B. mit dem Bunsenbrenner erzeugt – damit sie überhaupt in geeigneter Geschwindigkeit ablaufen können. In unserem Körper laufen die biochemischen Reaktionen ebenfalls hinreichend schnell ab. Allerdings bei niedrigen 37 Grad.
Warum? Bei 37 Grad sorgen Enzyme – „Biokatalysatoren" – perfekt dafür, dass alle biochemischen Reaktionen in unserem Stoffwechsel rund laufen. Perfekt?
Leider nicht immer. Und hier kommen nun die Vitamine ins Spiel. Vitamine sind oft Hauptbestandteile von so genannten Coenzymen, die sich mit einem Eiweißmolekül (Apoenzym) zum „aktiven Enzym" verbinden. Die folgende, vereinfachte Reaktionsgleichung soll das veranschaulichen:

Apoenzym + Coenzym $\longleftrightarrow$ aktives Enzym

Diese Reaktion kann wie ein chemisches Gleichgewicht betrachtet werden, das weit genug nach rechts verschoben sein muss, damit möglichst viel „aktives Enzym" = Gesundheit vorliegt.
Aufgrund eines kleinen genetischen Fehlers kann es dazu kommen, dass kein voll aktives Enzym gebildet wird. Diese „kleinen Fehler" kommen gar nicht so selten vor, was angesichts der Tatsache, dass in unserem Körper etwa 50 000 Enzyme existieren, nicht verwunderlich ist. Anders ausgedrückt: Mit an Sicherheit grenzender Wahrscheinlichkeit wird jeder Mensch mindestens ein mehr oder minder defektes Enzym in sich tragen. Mit zunehmendem Alter wird die Situation nicht besser. Wie der Katalysator im Auto altern auch unsere Biokats, die Enzyme. Und das nicht erst jenseits der 60! Schon zwischen dem 30. und 40. Geburtstag sind erhöhte Vitaminmengen alleine für das optimale Funktionieren der Enzyme unabdingbar.

Hat zum Beispiel das Apoenzym aufgrund des genetischen Defektes an einer wichtigen Stelle nur eine einzige falsche Aminosäure sitzen, schwächt das sehr oft die Bindung zwischen Apo- und Coenzym. Die Folge: Die biochemischen Reaktionen im Körper werden nicht mehr perfekt gesteuert. Dies kann zu Krankheiten führen. Genau hier greift die orthomolekulare Medizin ein. Um trotz des genetischen Defektes genügend „aktives Enzym“ zu erhalten, verschiebt sie durch Ausgleich fehlender Substanzen das Gleichgewicht nach rechts. Die Menge an Apoenzym können wir nicht beeinflussen, wohl aber die Menge an Coenzym.
Wir benötigen sehr große Mengen an Coenzym, um mehr defekte Apoenzym-Moleküle „zu veranlassen“, sich mit dem Coenzym zu verbinden. Da Vitamine die Hauptbestandteile von Coenzymen sind, benötigen wir letztlich sehr große Vitaminmengen. Man spricht dann auch von **Megadosis-Vitamintherapie.**

Hierzu einige Beispiele:

Man kann mit Megadosen an Vitamin B6 – 50 mg oder mehr täglich – dafür sorgen, dass die Enzyme optimal arbeiten, für die Vitamin B6 Hauptbestandteil des passenden Coenzyms ist. Auf diese Weise kann zum Beispiel ein Stoffwechsel normalisiert werden, der durch die Einnahme der „Pille“ gestört ist.
Oder Kortison verkraften muss. Mit Vitaminen kann eine antientzündliche Wirkung eingeleitet und langfristig aufrechterhalten werden. Deshalb wird Vitamin B6 unter anderem beim Karpal-Tunnel-Syndrom (Ellis u. Folkers 1982) oder bei geschwollenen Gelenken, die bei rheumatischen Beschwerden auftreten können, eingesetzt. In einem Übersichtsartikel im *American Journal of Clinical Nutrition* beschreiben Ames und seine Mitarbeiter (Ames u. a. 2002) etwa 50 genetische Krankheiten, die aufgrund des oben beschriebenen Prinzips mit Megavitamindosierungen behandelt werden. Darunter sind Krankheiten wie Autismus, tardive Dyskinesia, Cystathioninuria und viele andere. Autismus ist unter anderem durch eine Unfähigkeit zu sozialen Bindungen und das Einkapseln in die eigene Gedankenwelt gekennzeichnet. Die tardive Dyskinesia – oft eine Folge Jahre langer Einnahme von Neuroleptika – äußert sich durch schnelle, sich wiederholende, unkontrollierte Bewegungen.

Bei der Cystathioninuria kommt es aufgrund eines Enzymdefektes – γ-Cystathionase – zu erhöhten Cystathionin Konzentrationen in Geweben und Urin. Das klinische Bild umfasst eine diabetische Stoffwechsellage, geistige Retardierung sowie Krämpfe. Alle drei Erkrankungen bessern sich deutlich in der Symptomatik, wenn hohe Vitamin B6-Dosierungen verabreicht werden.
Es kann aber auch sein, dass Apo- und Coenzym zwar fest genug aneinander binden, aber trotzdem nicht genügend „aktives Enzym" gebildet wird, weil die Umwandlung vom Vitamin zum Coenzym gestört ist (Kapitel II.5). Auch in diesem Fall benötigt man sehr große Vitaminmengen, damit möglichst viel Coenzym und somit ausreichende Mengen an „aktivem Enzym" gebildet werden. Im ungünstigsten Fall hat ein Patient beide Defekte. Eine gestörte Apo- und Coenzym-**Bindung** und eine gestörte **Bildung** des Coenzyms aus dem Vitamin. In einem solchen Fall werden schnell die 100- bis 1000-fachen Vitaminmengen des üblichen Tagesbedarfs benötigt.
Das Prinzip, mit hohen Vitamindosierungen ausgleichend in den Stoffwechsel einzugreifen, kennen bis heute leider nur sehr wenige Ärzte. Trotzdem wird die überwiegende Mehrheit nicht müde zu behaupten, „dass mit den Vitaminen ist doch alles Quatsch". Bei manchen liegt die letzte Chemievorlesung in der Tat schon etwas länger zurück. Oder sie haben nicht aufgepasst.
Ein weiteres Wirkprinzip, das in der orthomolekularen Medizin von großer Bedeutung ist, ist die Enzymhemmung. Dieses Prinzip werde ich anhand von konkreten Beispielen mit Vitamin C, Fettsäuren, Vitamin E noch detaillierter erläutern. Im Kern geht es darum, eine unerwünschte Substanz mit Hilfe von orthomolekularen Substanzen vom Enzym fernzuhalten, um die gesundheitsschädigende Wirkung im Stoffwechsel zu unterbinden. Dazu benötigt man sehr große Mengen an Vitaminen und bestimmten Fettsäuren und muss gleichzeitig die unerwünschten Substanzen, die Nahrungsbestandteile sein können, durch eine Diät meiden.
Es gibt noch eine Reihe weiterer Wirkprinzipien von Vitaminen und Co. – etwa auf das Immunsystem, antioxidative Wirkung, entgiftende Wirkung und viele mehr – die ebenfalls kurz in diesem Buch (Kapitel II, V) besprochen werden.

Fassen wir zusammen: Die orthomolekulare Medizin basiert auf bekannten chemischen und biochemischen Prinzipien. Sie wirkt und ist hinsichtlich der Nebenwirkungen der Schulmedizin überlegen. Die Schulmedizin sieht in der orthomolekularen Medizin noch zu sehr einen Gegenspieler, was sie aber nicht ist. Zum Wohle des Patienten müssen beide Seiten zusammenarbeiten. Ob in unserem pharmazeutisch-medizinischen Betrieb das Wohl der Patienten immer an erster Stelle steht, ist zu bezweifeln, da es zu viele gegenseitige Abhängigkeiten gibt und man mit Vitaminen nicht reich werden kann. Als natürliche Substanzen sind sie nicht patentierbar und deshalb preiswert.

II.2.1
Vitamine und Co.: Spezialisten und Teamplayer

Immer wieder liest man, dass ein Antioxidans z.B. 100- oder 1000-mal stärker ist als ein anderes. Solche undifferenzierten Aussagen sind unter wissenschaftlichen Gesichtspunkten Unsinn. Es ist grundsätzlich schon möglich Antioxidantien zu vergleichen, aber dieses Unterfangen ist nicht leicht und kommt – egal wie man es angeht – an Grenzen. Letzten Endes arbeiten Vitamine und Co. als Team von Spezialisten zusammen. Beginnen wir mit einem Beispiel aus dem Sport.
Um im Fußball erfolgreich zu sein, benötigt man auf jeder Position einen Spezialisten: Torwart, Stürmer, Innenverteidiger u.s.w. Das reicht jedoch allein nicht aus. Jeder Spezialist muss auch zugleich ein perfekter Teamplayer sein, damit die gesamte Mannschaft Erfolg hat. Dieses Beispiel soll veranschaulichen wie Nährstoffe zusammenwirken. Die kombinierte Vielfalt von Nährstoffen bringt den Erfolg. Wobei jeder Nährstoff seine spezifischen „Fähigkeiten" einbringt. An ausgewählten Beispielen möchte ich dieses Prinzip verdeutlichen.

Allgemeiner Radikalschutz:
Rein altersbedingt sinkt der Glutathionspiegel in den Zellen ab. Glutathion ist das wichtigste körpereigene wasserlösliche Antioxidans. Unsere Zellen synthetisieren es aus den Aminosäuren Glutaminsäure, Cystein und Glycin. Der limitierende Faktor bei der biochemischen Synthese ist das Cystein. Eine gezielte Supplementierung im Dosisbereich von

400–1000 mg täglich kann sinnvoll sein. Vor allem dann, wenn man nicht täglich Eier isst. Eine reine Cystein-Supplementierung ist jedoch unzureichend. Das Cystein selbst muss ebenfalls vor Oxidation geschützt werden. Deshalb muss es mit der zwei bis dreifachen Menge an Vitamin C eingenommen werden. Durch gezielte Cystein und Vitamin C-Supplementierung wird der Glutathionspiegel in den Zellen auf einem weitgehend jugendlichem Niveau gehalten. Aber auch das reicht noch nicht aus. Es wird ein weiterer Spezialist benötigt. Selen!

Glutathion selbst braucht für seine Wirkung das Enzym Glutathionperoxidase. Dieses Enzym kann nur mit Selen wirksam sein. In diesem Fall wird ein Team von drei Spezialisten benötigt.

Tocopherole (Vitamin E) und Vitamin C:

Um die Lipidmembranen der Zellen vor oxidativen Schäden zu schützen, befinden sich dort von Natur aus Tocopherole. Die Tocopherole verhindern die Oxidation der Lipide, wobei sie selber zu Tocopheroxyl-Radikalen werden und die Lipide vor weiteren Radikalen nun nicht mehr schützen können. Eine immer weiter steigende Dosis an Tocopherolen löst dieses Problem nicht. Die Lipidmembranen sind irgendwann mit Tocopherolen gesättigt, und werden wieder zu Tocopheroxyl-Radikalen. Eine Sackgasse! Das „verbrauchte" Vitamin E muss regeneriert werden. Und genau hier greift das Vitamin C ein. Tocopherole sind fettlöslich, haben aber einen sehr kleinen Molekülteil (Hydroxyl-Gruppe), der wasserlöslich ist. Genau damit ragt das Vitamin E ein kleines Stück in die wässrige Phase und kann dort vom wasserlöslichen Vitamin C regeneriert werden. Das Vitamin C wird dabei selbst auch wieder zu einem Radikal. Vitamin C-Radikale entschärfen sich jedoch selbst.

Oxidation von LDL-Cholesterin:

Das so genannte „schlechte Cholesterin" (LDL) wird erst gefährlich, wenn es oxidiert (oxLDL). Eine Untergruppe des LDL das LDL3 kann effektiv nur von Coenzym Q10 vor der Oxidation geschützt werden. Das Q10 ist hier der absolute Spezialist. Im Stoffwechsel selbst ist nicht Q10 sondern seine reduzierte Form physiologisch aktiv. Für diese Umwandlung werden jedoch zusätzlich Zink und R-Alpha-Liponsäure benötigt. Auch in diesem Fall kann der Spezialist alleine nicht viel erreichen.

Infektionen der oberen Atemwege:
Der unbestrittene Spezialist ist in diesem Falle das Vitamin C. Es sorgt dafür, dass mehr Immunzellen produziert werden und diese schneller zum Infektionsherd gelangen. Ohne hoch dosierte Vitamin C-Gaben wird eine Erkältung langwierig oder gar zu einer Bronchitis. Aber auch in diesem Fall kann der Spezialist Hilfe benötigen. Zum einen durch Zink und – das ist vielleicht weniger bekannt – durch Vitamin A. Die Wirkung von Vitamin C kann auch durch Vitamin A enorm gesteigert werden. Das Vitamin A schützt die Schleimhäute und macht sie widerstandsfähiger gegen Eindringlinge. Dosierungen bis zu 100 000 I. E. täglich für 7–10 Tage sind unproblematisch (nicht für Schwangere!).

Exkurs: Vergleichbarkeit von Antioxidantien
Zunächst soll der Begriff Antioxidans geklärt werden. Salopp könnte man sagen, Antioxidantien sind Stoffe, die chemisch-technische und biochemische „Rostvorgänge" verhindern. Der Begriff Antioxidans ist eigentlich schon wissenschaftlich falsch. Er hat sich aber so eingebürgert. Die richtige wissenschaftliche Bezeichnung lautet Reduktionsmittel. Sie merken schon, das hört sich ziemlich langweilig an. Deshalb hat man von diesem Begriff wohl auch Abstand genommen.
Vitamin C und Alpha-Liponsäure sind starke Reduktionsmittel mit großer biochemischer Bedeutung. Elementarer Kohlenstoff ist ebenfalls ein starkes Reduktionsmittel. Er wird aber natürlich nicht biochemisch, sondern chemisch-technisch eingesetzt. Und das seit über 5000 Jahren. Die Menschheit hat zu dieser Zeit begonnen erstmals Gebrauchsmetalle herzustellen. Das Erste Gebrauchsmetall war Kupfer, dann Bronze und später Eisen. Fast alle Metalle kommen in der Natur nicht in reiner, sondern nur in oxidierter Form vor. In einer chemischen Reaktion „entzieht" der Kohlenstoff so z. B. dem Eisenoxid den Sauerstoff. Es entsteht das wertvolle Gebrauchsmetall Eisen und Kohlenmonoxid bzw. Kohlendioxid. Zink ist ein noch stärkeres Reduktionsmittel und wird bekanntlich zur Vollverzinkung von Karosserien benutzt, damit Autos nicht rosten. Antioxidantien (Reduktionsmittel) schützen andere Stoffe also vor dem Rosten sowohl in technischer als auch in biochemischer Hinsicht. Dabei werden sie aber selbst oxidiert und müssen wieder regeneriert werden. Dies geschieht u.a. über weitere Antioxidantien und komplexe biochemischen Reaktionen.

Das Gegenteil von Antioxidantien sind Oxidationsmittel – Rost fördernde Stoffe. Sauerstoff, ranziges Fett bzw. Tabakrauch sind Beispiele für Oxidationsmittel.
Gegen Ende des 19. Jahrhunderts gelang es dem deutschen Physikochemiker Walther Nernst (1864–1941, Nobelpreis 1920) Reduktions- und Oxidationsmittel in einer Reihe zu ordnen und ihnen einen Spannungswert in Volt zuzuordnen. Besonders starke Reduktionsmittel (Antioxidantien) verfügen über kleine auch negative Spannungswerte. Dem Zink (genauer Zn/Zn^{2+}) konnte so ein Wert von -0.76 V zugeordnet werden. Alpha Liponsäure (genauer Alpha Liponsäure/Dehydroliponsäure) hat einen Wert von – 0,29 V. Oxidationsmittel verfügen über hohe positive Spannungswerte. Sauerstoff (genauer O_2/ H_2O) hat einen Wert von 0,815 V.
Auf diese Weise lassen sich auch weiteren biochemischen Antioxidantien Spannungswerte zuordnen. Problem gelöst? Leider nicht. Diese Spannungsreihe gilt nur für Paare von Reduktionsmittel/Oxidationsmittel (Redoxpaare) in wässriger Lösung. Fettlösliche Antioxidantien wie Vitamin E können somit gar nicht erfasst werden. Ein weiteres Problem ist, dass es in biologischen Zellen etliche Redoxpaare gibt. Um dieses Problem zu umgehen wurden andere Labortests entwickelt. Es wird gemessen, welche Konzentration an Antioxidantien nötig ist, um ein bestimmtes Radikal effizient abzufangen. Aus solchen Vergleichen wird dann z.B. abgeleitet, dass Astaxanthin 6000-mal stärker als Vitamin C und 60-mal stärker als Vitamin E ist. Diese Aussagen sind nur richtig, wenn man sie auf das betreffende Experiment in vitro beschränkt. Im menschlichen Organismus können die Verhältnisse völlig anders sein. Zum einen gibt es eine ganze Bandbreite an Radikalen, so dass die Zahlenverhältnisse bei anderen Radikalen schon wieder ganz anders aussehen können. Vitamin C lässt sich auch gut 1000-mal höher dosieren als Astaxanthin, so dass die Plasmaspiegel in der Realität schon viel höher sind. Der Laborwert von „6000-mal stärker“ relativiert sich somit. Des Weiteren sind manche Antioxidantien viel mehr als nur Antioxidantien. Ein gutes Beispiel ist hier das Vitamin C.
Vitamin C kann also bestimmte Radikale im Reagenzglas nur zu einem Bruchteil so gut abfangen wie Astaxanthin. Ist es somit wertloser? Vitamin C ist im Organismus an schätzungsweise 15000 biochemischen

Reaktionen beteiligt. Darunter befinden sich auch viele Hydroxylierungsreaktionen, in denen Vitamin C verbraucht wird. Ein sehr bekanntes Beispiel ist die Synthese der Stresshormone Adrenalin und Noradrenalin. Astaxanthin ist an keiner biochemischen Synthese im menschlichen Organismus beteiligt. Vitamin C verfügt über Entgiftungsmechanismen, die Astaxanthin nicht hat.
Sie sehen das Problem ist komplex. Es ist hier wirklich nur vereinfacht angerissen worden. Ich kann Ihnen als Chemiker definitiv nicht beantworten, wie viel mal wertvoller ein Antioxidans gegenüber einem anderen ist. Astaxanthin ist meiner Meinung nach wertvoller bei der Vermeidung von Sonnenbrand und Vitamin C wertvoller bei der Vermeidung von Erkältungen, deshalb nehme ich beide Nährstoffe.

II.3

Von Seefahrern, Goldschürfern und wie vor 40 Millionen Jahren alles begann – Vitamin C

Vitamin C (Ascorbinsäure) ist das wohl populärste Vitamin. Und das zu recht. Dies hängt mit seiner Geschichte, seiner Biochemie, dem sehr bekannten Promoter Linus Pauling und letztlich mit der enormen gesundheitlichen Bedeutung zusammen.
Von Skorbut, der Vitamin C-Mangelkrankheit, hat sicher jeder schon mal gehört und auch, dass vor Jahrhunderten vor allem Seefahrer daran litten und starben. Ende des 15. Jahrhunderts verlor Vasco da Gama auf seiner Umsegelung des Cap Horn noch einen Großteil seiner Mannschaft durch Skorbut. Jaques Cartier, der 1541 und 1542 den St. Lorenz Strom erforschte und im kanadischen Eis überwintern musste, beschrieb in seinem Logbuch den Skorbut wie folgt:

„Eine unbekannte Krankheit begann sich unter uns auf die härteste Art, die je gehört oder gesehen wurde, auszubreiten. Einige verloren all ihre Kraft und konnten nicht mehr auf den Füßen stehen. Dann schwollen ihre Beine. Ihre Muskeln schrumpften ein und wurden schwarz wie Kohle. Andere hatten ihre Haut gefleckt mit blutigen Stellen von purpurner Farbe. Dann stieg es hinauf zu ihren Fußknöcheln, Schenkeln, Schultern, Armen und Nacken. Ihre Münder wurden stinkend. Ihr Zahnfleisch wurde so faul, dass alles Fleisch bis zu den Wurzeln der Zähne abfiel und diese beinahe alle ausfielen. Mit solcher Ansteckungskraft breitete sich die Krankheit über unsere drei Schiffe aus, dass Mitte Februar von den 100 Personen, die wir waren, keine 10 mehr gesund waren."

1747 führte der schottische Arzt Lind einen kontrollierten Versuch durch, in dem er einer Gruppe von Skorbut-Patienten frische Zitrusfrüchte gab und den übrigen Gruppen verschiedene andere Rezepte verabreichte, die aber wirkungslos blieben. Bei den mit Zitrusfrüchten behandelten Patienten stellte sich sehr schnell der Heilungserfolg ein. James Cook, der berühmte englische Seefahrer, kannte möglicherweise diesen Bericht. Er

hatte für seine Weltumsegelungen Fässer mit Sauerkraut laden lassen, und bei Landgängen wurden frisches Obst und Gemüse an Bord genommen. So verlor Cook auf seinen Seefahrten Ende des 18. Jahrhunderts keinen einzigen Mann durch Skorbut. Skorbut wütete auch noch im 19. Jahrhundert bei den Goldschürfern in Kalifornien und in Alaska.
Selbst heute gibt es noch tragische Einzelfälle. In einer Wissenschaftssendung des öffentlich-rechtlichen Fernsehens, in der es um Kernphysik ging, wurde Anfang 2009 beiläufig berichtet, dass ein Wissenschaftler am Kernforschungszentrum Cern in der Schweiz an Skorbut gestorben sei. Er war sicherlich ein sehr begnadeter Physiker, hatte jedoch seine Ernährung offenbar in tödlicher Weise vernachlässigt. Es gibt nur wenige Lebewesen, für die Ascorbinsäure essenziell ist.
Dazu gehören wir Menschen, Primaten, Meerschweinchen und eine spezielle Vogel- und Fledermausart. Alle anderen Lebewesen können die Ascorbinsäure aus ihrer Vorstufe der Glucose – Traubenzucker – über vier Reaktionsschritte selbst herstellen. Für diese Lebewesen ist die Ascorbinsäure also gar kein Vitamin. Die meisten anderen Vitamine haben keine Sonderstellung wie Vitamin C, das heißt, sie sind sowohl für den Menschen als auch für alle anderen Lebewesen Vitamine.

Wie ist es dazu gekommen?

Dafür müssen wir uns auf eine Zeitreise begeben und etwa 40 Mio. Jahre zurückblicken. Bei unseren Vorfahren gab es eine Mutation:
Sie verloren die Fähigkeit, ein besonderes Enzym – L-Gulonolactonoxidase – herzustellen. Dieses Enzym wird benötigt, um im letzten Reaktionsschritt aus Glucose Ascorbinsäure zu synthetisieren. Eine Mutation kann sich aber nur durchsetzen, wenn die Umweltbedingungen es zulassen. Ein Lebewesen, das die Fähigkeit zur Ascorbinsäuresynthese verloren hat, kann nur überleben, wenn die Nahrung ausreichende Mengen davon enthält. Die so entstandene „Vitamin C-Mutante“ hatte also sicher einen Überlebensvorteil gegenüber der „Vorgängerversion“.
Unsere Vorfahren müssen eine Vitamin C-reiche Nahrung vorgefunden haben. Somit war es nun nicht mehr nötig, den Organismus mit der Herstellung eines Enzyms zur Ascorbinsäuresynthese zu belasten. Das sparte Stoffwechselenergie. Ein Überlebensvorteil!

Ein weiterer kam hinzu: In Zeiten von Nahrungsknappheit mussten keine Stärke und Glucose für die Ascorbinsäuresynthese verschwendet werden.

Vitamin C kurz und bündig!

- Vitamin C ist für die Zelle das wichtigste wasserlösliche Antioxidans und schützt sie vor aggressiven Sauerstoffradikalen.
- Vitamin C regeneriert andere natürliche Antioxidantien wie Vitamin E, β-Carotin und erhöht den Glutathionspiegel
- Vitamin C senkt erhöhten Blutdruck (Duffy 1999).
- Vitamin C lindert akute Pankreatitis deutlich (Wei-Dong 2003).
- Vitamin C schleust giftige Schwermetalle wie Quecksilber, Cadmium, Blei und Arsen aus dem Körper.
- Vitamin C entgiftet Krebs erregende Substanzen, wie Benzol und Nitrosamine.
- Vitamin C ist ein natürliches Antibiotikum.
- Vitamin C kann Viren, Bakterien und Krebszellen vernichten (s. auch Kapitel V.11).
- Vitamin C ist die Antistresssubstanz überhaupt! Bei Stress produziert der Körper vermehrt Kortison. Kortison schwächt das Immunsystem. Vitamin C kann die vermehrte Kortisonproduktion – möglicherweise durch seinen „pro-oxidativen Effekt" verhindern und stärkt dadurch das Immunsystem.

  In Stresssituationen würde unserer Körper, wenn er es noch könnte, bis zu 15 g Ascorbinsäure täglich synthetisieren (Stone 1972). Ich vertrage in Stresssituationen etwa 25 g Vitamin C täglich.
- Vitamin C ist ein natürliches Dopingmittel (Gonzalez 2005). Es vermindert Muskelschwäche, indem es bestimmte Oxidations- und Entzündungsvorgänge verhindert. Für diesen Effekt werden etwa 1500 mg Vitamin C täglich benötigt.
- Vitamin C ist an einer Reihe von Biosynthesen beteiligt:
  - Carnitin, unter anderem zur Muskelstärkung
  - Kollagen unter anderem für ein starkes Bindegewebe
  - Gallensäure aus Cholesterin zur Cholesterinsenkung
  - Noradrenalin und Adrenalin

Die Synthese dieser Stresshormone verbraucht Vitamin C, deshalb bekommen auch sehr viele Menschen in Stresssituationen heftige Infektionen. Abhilfe: Hoch dosierte Vitamin C Einnahme!

- Vitamin C wirkt antiallergisch, indem es Histamin unschädlich macht
- Vitamin C erhöht das „gute", „hilfreiche" HDL
- Vitamin C reduziert das Risiko von grauem Star um 45 Prozent, wenn es in Mengen von über 750 mg täglich genommen wird (Tan 2008). Diese Menge erreicht man nur mit Ergänzung.

Die aufgeführte Liste ist längst nicht vollständig, aber sie zeigt doch eindrucksvoll die vielfältigen Stärken von Vitamin C.

II.3.1
Wie viel Vitamin C braucht der Mensch?

Es ist berechnet worden, dass wir etwa 2 bis 4 g Ascorbinsäure täglich synthetisieren würden, wenn wir das Enzym L-Gulonolactonoxidase noch besäßen (Stone 1972), das durch den Evolutionsprozess verloren ging. Die Empfehlungen der meisten nationalen Ernährungsgesellschaften liegen bei lediglich 50 bis100 mg Vitamin C täglich. Unsere nächsten Verwandten im Tierreich – Gorilla und Schimpanse – nehmen täglich mehrere Gramm Vitamin C mit ihrer natürlichen Nahrung zu sich. Tiere wie beispielsweise Hund oder Ziege synthetisieren ihre eigene Ascorbinsäure. Bezogen auf 70 kg Tiergewicht liegen die Mengen im Gramm- und nicht im Milligramm Bereich. Sollte der Mensch sich so sehr von anderen Lebewesen unterscheiden und mit 50 bis100 mg Vitamin C täglich optimal versorgt sein? Eine Reihe weiterer Argumente liefert ein klares „Nein" als Antwort auf diese Frage.
Betrachten wir zunächst die Argumente der Gegner einer Vitamin C-Supplementierung und widerlegen sie dann. Da man die empfohlenen, niedrigen Vitamin C-Mengen zum Beispiel schon durch den Verzehr von 1 bis 2 Orangen täglich decken kann, wird „messerscharf" geschlossen, man brauche keine Nahrungsergänzung. Ein sehr statisches Denken, wie sich noch zeigen wird. Ein weiteres Standardargument gegen eine Supplementierung lautet: „Überschüssiges Vitamin C wird ausgeschieden und ist somit überflüssig". Mit etwas Nachdenken wird klar, dass hier ein Fehler in

der Argumentation steckt. Der erste Teil der Aussage stimmt zwar, beweist aber doch nur, dass man Vitamin C nicht überdosieren kann. Übersehen wird, dass Vitamin C, bevor es ausgeschieden wird, mehrere Stunden in Darm und Blase verweilt und dort während dieser Zeit zum Beispiel Krebs erregende Substanzen unschädlich macht.

In dem Argument wird aber auch stillschweigend vorausgesetzt, dass der Vitamin C-Bedarf nur kleinen Schwankungen unterliegt, was jedoch nicht stimmt. Und ab welcher Menge spricht man überhaupt von Überschuss? Schon bei 101 mg täglich oder erst bei viel größeren Mengen? Der Bedarf und die Verträglichkeit von Vitamin C lassen sich recht gut über die von R.F. Cathcart (1981) entwickelte Magen-Darm-Toleranz-Methode bestimmen. Das ist die tägliche Vitamin C-Menge – verteilt auf 4 bis 25 Dosierungen – bei der es gerade zu flüssigem Stuhl und/oder zur Flatulenz kommt. Reduziert man anschließend die Vitamin C-Menge um zehn bis 20 Prozent, so ist die für den eigenen Körper in dieser Bedarfssituation optimale Dosis gefunden. Cathcart hat für einen gesunden Menschen eine Spannweite von 4 bis 15 g täglich und für Krebspatienten eine Magen-Darm-Toleranzgrenze von 20 bis 100 g Vitamin C täglich ermittelt. Diese großen Vitamin C-Mengen wurden ohne jegliche Nebenwirkungen vertragen. Bei Infektionen werden nach Art und Schwere – 10 g bei leichter Erkältung bis 200 g bei Aids – täglich oral ohne nennenswerte Nebenwirkungen vertragen.

Bessert sich der Gesundheitszustand, geht die Magen-Darm-Toleranzgrenze wieder auf normale Werte zurück. So kann es sein, dass man eine sehr schwere Erkältung mit 50 g oder mehr am ersten Tag behandeln muss und am dritten Tag werden nur noch normale Dosierungen benötigt. Die Magen-Darm-Toleranzgrenze ist ein guter Indikator für den tatsächlichen Vitamin C-Bedarf eines Menschen.

Ein weiteres Argument gegen eine Vitamin C-Supplementierung lautet: „So große Säuremengen sind schädlich für den Magen“. Ascorbinsäure ist eine vergleichsweise schwache Säure und wird von den meisten Menschen gut vertragen. Personen mit einem Säure-empfindlichen Magen reagieren ganz allgemein empfindlich auf Säuren, zum Beispiel in Weißwein, Obst, Tomaten und anderen Lebensmitteln. Dieses Säure-Problem lässt sich beim Vitamin C aber elegant umgehen. Streng genommen ist

Ascorbinsäure nur eine Form von Vitamin C. Die physiologische Wirksamkeit hängt am Ascorbat (Ascorbinsäureanion). Bei einem empfindlichen Magen kann man Natrium-, Magnesium- oder Calciumascorbat verwenden. Natriumascorbat kann man sich sogar leicht selbst herstellen, in dem man zur Ascorbinsäure etwas Natron (Bullrichsalz) gibt. Oder man achtet beim Kauf der Nahrungsergänzung darauf, dass Vitamin C zum Beispiel auch als Calciumascorbat enthalten ist.

Und noch ein unsinniges Argument, was Unbelehrbare gerne aus der Mottenkiste hervorkramen: „Zu viel Vitamin C in der Nahrung zerstört Vitamin B12 und kann somit Anämie verursachen." Es entstammt einer falschen Messmethode, die die Forscher Herbert und Jacob 1974 verwendet hatten und so zu diesem unsinnigen Ergebnis gekommen waren. Zwei Jahre später, also 1976, konnten Newmark und seine Mitarbeiter zeigen, dass zusätzlich eingenommenes Vitamin C das Vitamin B12 in der Nahrung nicht zerstört. Es gibt heute keinen aufrichtigen Wissenschaftler mehr, der das noch behaupten würde. Doch leider ist das falsche Argument immer noch im Umlauf (Kapitel 3.3). Nicht immer ganz zufällig, wie ich meine.

Und noch ein unsinniges Argument: „Vitamin C zerstört die DNA und ist somit Krebs fördernd." Dafür verantwortlich ist ein Artikel in der Zeitschrift „Nature" (Podmore 1998). Dort wurden die Ergebnisse von In-Vitro-Versuchen – Versuchen im Reagenzglas – einfach auf In-Vivo-Situationen – Lebend-Situationen – übertragen. Man ermittelte, dass Mengen von über 500 mg Vitamin C täglich für die schädlichen Effekte ausreichen würden. Und ließ dabei offenbar außer Acht, dass Millionen von Europäern und Amerikanern seit Jahrzehnten deutlich größere Mengen zu sich nehmen, ohne dass je eine Häufung von Krebs stattgefunden hätte. Und wie sieht es mit Tieren aus, die entweder viel größere Mengen an Vitamin C bezogen auf ihr Körpergewicht synthetisieren bzw. über die Nahrung aufnehmen? Krebshäufung im Tierreich? Fehlanzeige! Man sollte doch zumindest bei den uns nahestehenden Primaten so etwas erwarten. So eine Vorgehensweise ist nichts anderes als schlechte Wissenschaft.

Ein weiteres Argument, gegen eine Nahrungsergänzung mit Vitamin C: „Obst und Gemüse enthalten viel stärkere Antioxidantien als Vitamin C.“ Und weiter heißt es dann: „Ein Apfel hat eine antioxidative Kapazität von etwa 1000 mg Vitamin C.“ Das möchte ich gar nicht bestreiten, doch wird Vitamin C hier zum einen auf seine Funktion als Antioxidans beschränkt, was viel zu kurz greift, wie bereits ausführlich dargelegt wurde. Und zum anderen stellt sich doch die Frage, ob man nicht „Äpfel mit Birnen“ vergleicht.

1. Ein Apfel enthält natürlich viel mehr als nur ein Antioxidans, so dass es logischer wäre zu fragen: „Was ist gesünder: Apfel oder Apfel plus Vitamin C?
2. Die Tatsache, dass Obst- und Gemüse, beziehungsweise deren Extrakte, stärkere Antioxidantien enthalten als Vitamin C, bedeutet nicht, dass diese Stoffe im Körper auch wirkungsvoller sind als Vitamin C.

Es kommt u.a. auch auf die Konzentrationen dieser Stoffe in den Zellen und Geweben an. Und da ist Vitamin C mal wieder einmalig. Es wird gut resorbiert und kann mitunter in so großen Mengen eingenommen werden, dass die Gewebe und Zellen viel mehr Vitamin C enthalten, als Antioxidantien aus Obst und Gemüse oder deren Extrakten. Angenommen, ein Antioxidans aus Obst schützt menschliche Zellen zehnmal stärker als Vitamin C. Vitamin C aber weist die 20-fache Konzentration in der Zelle oder im Blutplasma auf. Dann hat Vitamin C einen *„doppelt“* so hohen Nutzen wie der Wirkstoff aus dem Obst. Ein weiteres Argument, was dagegen spricht, ist die Tatsache, dass Nährstoffe häufig in bestimmten Körper- und Zellkompartimenten hochspezifisch wirken, was die Vergleichbarkeit kaum mehr möglich macht. Das bedeutet nicht, dass man kein Obst oder Gemüse Essen soll. Es bedeutet nur, dass das Argument: „Man benötigt keine zusätzliche Vitamin C-Einnahme, weil in Obst und Gemüse stärkere Wirkstoffe enthalten sind“ unsinnig ist.
Ein weiteres Argument gegen zusätzliches Vitamin C lautet: „Vitamin C verursacht Nierensteine“ Unsinn! (siehe Kapitel IV.1).
Und noch ein falsches Argument:
„Bei ca. 200 mg Vitamin C täglich ist das Blutplasma gesättigt. Eine „5-am-Tag“-Diät – zur Erinnerung: von nur einem Prozent der Bevölkerung

durchgeführt – liefert etwa 250 mg, also ist eine Nahrungsergänzung unnötig". Dieses Argument möchte ich fachlich etwas ausführlicher widerlegen und eine hoch dosierte Nahrungsergänzung begründen. Schnellleser können diesen Abschnitt überspringen und sich stattdessen auf die Zusammenfassungen in den Kästen konzentrieren.

Zur Begründung des Arguments werden pharmakokinetische Versuche angeführt, bei denen die Blutplasmakonzentration von Vitamin C in Abhängigkeit von der täglich aufgenommen oralen Vitamin C-Menge gemessen wurde. In einer als exemplarisch geltenden Untersuchung hatten Levine und seine Mitarbeiter 1997 herausgefunden, dass weiße Blutzellen bereits bei 100 mg Vitamin C täglich gesättigt sind, Blutplasma dies jedoch erst bei 400 bis 1000 mg täglich erreicht. In diesem Artikel werden 1000 mg Vitamin C täglich als unbedenklich eingestuft. Unverständlich ist nur, warum dann lediglich 200 mg Vitamin C täglich empfohlen werden. Die vom U.S. Institute of Medicine als sicher eingestufte obere Grenze wurde auf 2000 mg täglich festgesetzt. In einigen Studien (Kapitel IV.1) wurden über Jahre 10 000 mg verabreicht ohne ernste Nebenwirkungen. Als vorläufiges Zwischenergebnis möchte ich festhalten:

Das Blutplasma ist nicht bei 200 oder 250 mg Vitamin C täglich gesättigt. Die absolut benötigte Mindestmenge beträgt 400 mg Vitamin C täglich. Das wären acht Portionen Obst/Gemüse – oder 1 kg essbarer Anteil. Jeden Tag. Das schafft dauerhaft niemand. Eine Vitamin C-Supplementierung ist unvermeidbar!!

Bei diesen Messungen wurden jedoch systematische Fehler gemacht: Es wurde nur eine Einmaldosis Vitamin C pro Tag verabreicht, und die Messung der Plasmaspiegel erfolgte, nachdem das Vitamin C bereits ausgeschieden war. In einer späteren Untersuchung hat die Forschergruppe deshalb (Padayatty 2004) ihre früheren Ergebnisse verworfen und gezeigt, dass mit einer anderen Supplementierung deutlich höhere Plasmaspiegel erreicht werden, als bei einer „5-am-Tag"- Diät. Der zudem nur ein Prozent der Bevölkerung folgt.

Anmerkung: Sie können sich denken, welche der beiden Untersuchungen von den Gegnern einer Vitamin C-Supplementierung als ultimatives und unumstößliches Argument ins Feld geführt wird. Übrigens auch von sehr bekannten Wissenschaftsmoderatoren und Ernährungsexperten. So kann man auch Meinungsbildung betreiben: Man lässt Falsches einfach nur oft genug medienwirksam durch Prominente wiederholen, und irgendwann glauben (fast) alle daran. Womit das Falsche zwar nicht richtig, aber faktisch zur Wahrheit erhoben wird. Die folgende Tabelle zeigt einige Werte aus dem zitierten Artikel (siehe auch Ely 1999, Pauling 1992).

Tabelle 1: Vitamin C-Blutplasmaspiegel und orale Vitamin C-Aufnahme

Art der oralen Vitamin C-Aufnahme	Aufgenommene Menge	Vitamin C-Blutplasmaspiegel
5-am-Tag-Diät	ca. 0,20 g	13 mg/l
Nahrungsergänzung	1-1,25 g	25 mg/l
Nahrungsergänzung	10 g (4×2,5 g)	38 mg/l

Die überraschende Schlussfolgerung der Autoren dieses Artikels lautete: „Eine zusätzliche Einnahme von Vitamin C-Ergänzungsmitteln erhöht den Plasmaspiegel um das Doppelte bis Dreifache. Dieser Unterschied ist gering, deshalb empfehlen wir keine Vitamin C-Ergänzungsmittel".
Diese Auffassung teile ich absolut nicht. Ein doppelt bis dreimal so hoher Vitamin C-Spiegel entscheidet darüber, ob man eine Erkältung bekommt oder nicht, oder ob eine Operationswunde gut, schlecht oder gar nicht verheilt und vieles mehr. In der Untersuchung ging es auch darum, zu zeigen, dass die intravenöse Verabreichung von Vitamin C deutlich höhere Plasmaspiegel herbeiführt, als eine orale Aufnahme, und bei der Krebsbehandlung von größerer Bedeutung ist. Dieser Aussage stimme ich zu. Die Autoren haben berechnet, dass bei einem Plasmaspiegel von etwa 40 mg/l an Vitamin C das Plasma gesättigt ist. Das bedeutet, größere Mengen als täglich 10 g oral aufgenommenes Vitamin C würden den Plasmaspiegel bei einer gesunden Person kaum mehr erhöhen. Dies scheint nahe liegend, da die Verabreichung von 6 mal 3 g Vitamin C täglich den Plasmaspiegel bei den Probanden nur noch geringfügig erhöhte. Eine Menge

von 18 g Vitamin C täglich hat jedoch einen deutlich größeren Nutzen für das Immunsystem, als 10 g täglich (Kapitel V. 12). Interessanterweise bemerken die Autoren jedoch selbst in ihrem Artikel, dass ihr eigenes Modell für sehr hohe Vitamin C-Dosen und bei Krebs nicht geeignet ist. Es ist denkbar, dass bei einem Blutplasmaspiegel von 40 mg/l an Vitamin C keine absolute obere Grenze erreicht ist.

Dazu einige Anmerkungen:

Mengen bis 200 mg Vitamin C werden zu fast 100 Prozent im menschlichen Körper resorbiert. Bei einer Einmaldosis von 1000 mg sind es nur 75 Prozent. Die restlichen 25 Prozent werden also ausgeschieden. Bei 12 g Vitamin C sind es nur noch 16 Prozent. Die absolut resorbierten Mengen steigen aber kontinuierlich von 200 mg über 750 mg bis ca. 2000 mg. Man erkennt leicht, dass sich der Plasmaspiegel durch viele kleinere Einzeldosen signifikant erhöhen lässt. Die oben erwähnten 18 g – verabreicht als 6 mal 3 g) – werden zu etwa 35 Prozent resorbiert – das sind 6,3 g. Würde man die gleiche Gesamtmenge auf 18 mal 1 g verteilen, würden 75 Prozent – das sind 13,5 g – resorbiert, also deutlich mehr, was sehr wahrscheinlich zu einem höheren Plasmaspiegel als 40 mg/l führen könnte. Noch größere Mengen, wie sie zum Beispiel bei Krebs vertragen werden, verteilt auf viele kleine Einzeldosen, könnten zu noch höheren Plasmaspiegeln führen. Ist man gesund, werden sehr große Vitamin C-Mengen zum Teil ins Blutplasma aufgenommen, während der Rest im Darm verbleibt und zu Durchfall führen kann (osmotischer Effekt). Ist man krank, sind die Reaktionen jedoch ganz anders. Der Darm dient dann als Reservoir, das „angezapft“ wird, wenn genügend große Mengen oral aufgenommen wurden. Das funktioniert ähnlich wie bei Tieren, die ihr eigenes Vitamin C synthetisieren (Hickey 2005). Ein Krebspatient, dessen Magen-Darm-Toleranzgrenze für Vitamin C bei 50 oder 100 g täglich liegt, bekommt bei solchen Mengen keinen Durchfall. Ein Beleg dafür, dass der überwiegende Anteil des oral eingenommenen Vitamin C nicht im Darm verbleibt. Es wird also vermutlich sehr viel Vitamin C ins Blut gepumpt. Angenommen, ein Krebspatient nimmt täglich 17 mal 3 g Vitamin C zu sich und erhält somit eine absolut resorbierte Menge von knapp 18 g, also 17 mal 3 g mal 35 Prozent. Die oben erwähnten 18 g Vitamin C verteilt auf sechs Dosierungen zu je 3 g liefern eine absolut resorbierte Menge an Vitamin C von 6,3 g und einen Blutplasmaspiegel von etwa 40 mg/l

Vitamin C. Unser Krebspatient könnte somit einen Plasmaspiegel von maximal 120 mg/l erreichen.
Nimmt man die 4 mal 2,5 g Vitamin C mit einem Plasmaspiegel von 38 mg/l als Referenz für die lineare Extrapolation, so ergäbe sich für die Einnahme von 17 mal 3 g Vitamin C ein Plasmaspiegel von ca. 180 mg/l. Eine analoge Überlegung führt bei 100 g Vitamin C täglich zu Plasmaspiegeln von etwa 170 bis 260 mg/l.
Diese hypothetischen Werte stehen im Einklang mit experimentellen Daten und Einzelfallberichten. Deutliche Antitumoreffekte von Vitamin C treten ab einem Blutplasmaspiegel von 180 mg/l auf (Casciari u. a. 2001). Hickey und Saul beschreiben in ihrem Buch „Vitamin C: The Real Story", dass die Einnahme von 36 g Vitamin C in einer speziellen Galenik einen Plasmaspiegel von ca. 70 mg/l zur Folge hatte. Es wird auch der Fall eines Krebspatienten beschrieben, der sich mit täglich bis zu 130 g Vitamin C oral selbst versorgte. Bei diesem Patienten lag der Plasmaspiegel bei 350 mg/l. Durch intravenöse (i.v.) Verabreichung von zum Beispiel 50 g Vitamin C täglich erreicht man einen Blutplasmaspiegel von über 2000 mg/l. Bei solch hohen Werten sind die Antitumoreffekte von Vitamin C noch mal deutlich größer.

Schlussfolgerung:

Mit hohen oralen Dosierungen Vitamin C von 1 bis 10 g täglich kann man den Plasmaspiegel auf mindestens das Doppelte bis Dreifache, nämlich 25 bis 38 mg/l, im Vergleich zu einer „5-am-Tag"-Diät anheben, die lediglich 13 mg/l bringt. Damit ist bewiesen, dass eine „5-am-Tag"-Diät keinc optimalen Vitamin C-Mengen liefert. Bei Krebspatienten lassen sich mit 35 bis 130 g Vitamin C täglich Plasmaspiegel von 70 bis zu 350 mg/l erreichen.

Die biochemischen Zusammenhänge zwischen dem Immunsystem und Vitamin C und welche Rolle dabei der Zuckerkonsum spielt, möchte ich ebenfalls ausführlicher behandeln, da diese Wirkmechanismen eine wichtige Begründung für die in Kapitel 5 dargelegten Vorschläge sind.

Die strukturelle Ähnlichkeit des Vitamin C mit Zuckermolekülen ist dafür verantwortlich, dass es im Stoffwechsel konkurrierende Hemmungen gibt. Darauf beruht auch die generelle Empfehlung, Zucker möglichst zu vermeiden, um die Wirkung hoher Vitamin C-Dosen nicht abzuschwächen, sowie die Empfehlung, Vitamin C in Gramm-Mengen – wie es für einen Zucker normal wäre – und nicht in Milligramm-Mengen einzunehmen. Abbildung 1 auf der folgenden Seite „Beziehung zwischen Glucose, Vitamin C und dem Immunsystem“ (Ottoboni 2005) zeigt, wie sehr Glucose und somit auch Saccharose die Wirkung von Vitamin C abschwächen.

Abbildung 1 zeigt ein vereinfachtes Modell der Beziehung zwischen Glucose, Vitamin C und dem Immunsystem. Mittels Insulin werden Glucose und Vitamin C in die Zellen transportiert, auch in die für die unspezifische Immunabwehr so wichtigen Phagozyten, die „Fresszellen“. Die Phagozyten suchen und attackieren Bakterien, Viren, Krebszellen und befreien das Blut von Eindringlingen und inneren Feinden. Die Phagozyten können ihre Aufgaben nur erfüllen, wenn sie ausreichend mit Vitamin C versorgt sind. Bei Beginn einer Infektion halbiert sich der Vitamin C-Gehalt in den Phagozyten. Um dieses Defizit auszugleichen, benötigt man Vitamin C in Gramm-Mengen.
Der gemeinsame Transportmechanismus, der die Folge der chemischen Ähnlichkeit zwischen Glucose und Vitamin C ist, erklärt, warum sehr große Mengen Vitamin C nötig sind, um die Hemmung durch Glucose zu überwinden. Es ist denkbar, dass etliche der Studien, die kein positives Ergebnis einer Vitamin C-Supplementierung zeigten, darauf zurückzuführen sind, dass die Probanden große – und damit in der westlichen Welt normale – Mengen Zucker zu sich nahmen. Wer am Tag 200 g Saccharose verbraucht, darf nicht so naiv sein zu glauben, dass ihn 1 oder 2 g Vitamin C vor einer Erkältung schützen könnten. Ganz zu schweigen von der möglichen Schwächung des Immunsystems zur Krebsbekämpfung aufgrund des ungünstigen Mengenverhältnisses von Zucker zu Vitamin C. Ebenso müssen Diabetiker auf eine gute Vitamin C-Versorgung achten, weil ein hoher Blutzuckerspiegel den Transport von Vitamin C in die Zellen erschwert.

Abbildung 1: Beziehung zwischen Glucose, Vitamin C und dem Immunsystem (Ottoboni 2005)

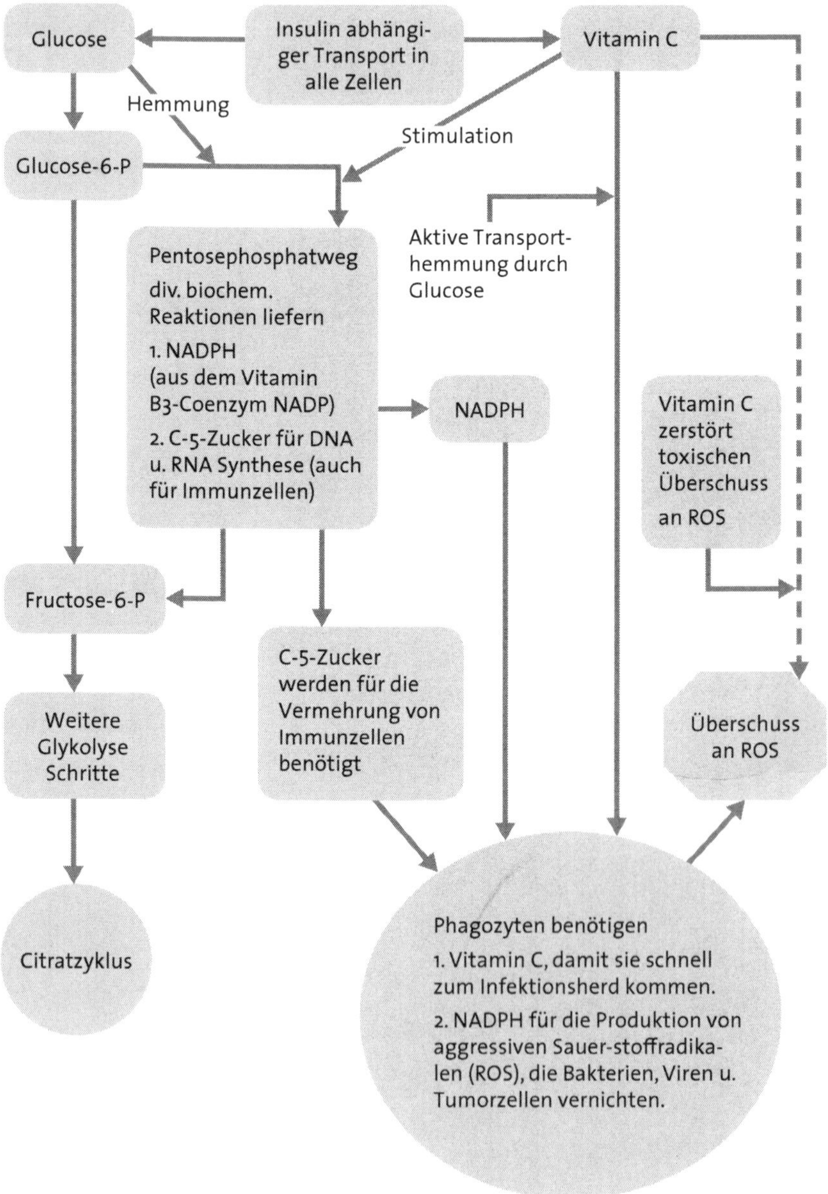

Zurück zum Immunsystem: Über einen weiteren speziellen Stoffwechselvorgang, den Pentosephosphatweg, ist Vitamin C daran beteiligt, Substanzen zu produzieren, die für Krankheitserreger tödlich sind. Auch hier kann ein hoher Zuckeranteil in der Nahrung die Wirkung von Vitamin C abschwächen.

Vitamin C im Immunsystem – Der Pentosephosphatweg

Die Glucose hemmt jedoch nicht nur den Transport von Vitamin C in die Zellen, sondern auch die Stimulation des Pentosephosphatweges (PP-Weg) durch das Vitamin C. Der PP-Weg ist ein Seitenarm der Glykolyse, in dem vor allem NADPH bereitgestellt wird. NADPH wird für Reduktionsvorgänge, wie der Fettsäuresynthese und der Regeneration von oxidiertem Glutathion verwendet.

Glutathion ist in seiner reduzierten Form an Entgiftungsreaktionen beteiligt, wie der Umwandlung von Peroxiden in unschädliche Produkte. Weitere Produkte des PP-Weges sind sogenannte C5-Zucker, die für die RNA und DNA Synthese notwendig sind. Die C5-Zucker unterstützen eine erhöhte Zellteilungsrate und somit eine schnelle Vermehrung von Immunzellen. Bei der Abwehr von Fremdstoffen müssen sehr schnell große Mengen an Phagozyten bereitgestellt werden, genau diesen Schritt unterstützen die C5-Zucker, die in großer Menge hergestellt werden, wenn genügend Vitamin C vorhanden ist. Das im PP-Weg durch Vitamin C-Unterstützung erzeugte NADPH wird von den Phagozyten benutzt, um aggressive Sauerstoffradikale, die ROS = Reactive-oxygen-species, zu produzieren – pro-oxidativer Effekt von Vitamin C – die ihrerseits Viren, Bakterien und Tumorzellen vernichten. Der Überschuss an ROS, der nicht zur Abwehr gebraucht wird, wird ins Blutplasma abgegeben. Dort würden die ROS natürlich eine Menge Schaden anrichten, aber hier kommt dann wieder das Vitamin C mit seinem antioxidativen Effekt ins Spiel und verhindert die Zerstörung durch ROS.

Vitamin C hemmt bakterielle Enzyme und hat weitere besondere Eigenschaften, nämlich die anti- und pro-oxidative Wirkung. Das macht es zu einer einzigartigen und starken Waffe gegen Krankheitserreger aller Art – Bakterien, Viren und Krebszellen. Vitamin C kann im Extremfall einen enormen Wirkungsverlust erleiden, wenn die zugeführten Zuckermengen zu groß sind.

Ein weiteres Beispiel für die Wirkung des Vitamin C im Immunsystem ist seine konkurrierende Hemmung an bakteriellen Enzymen. Eine Eigenschaft, die wiederum direkt mit der strukturellen Ähnlichkeit von Vitamin C und Zuckern zusammenhängt. Es ist seit langem bekannt, dass Vitamin C antibakteriell wirkt.

Im Jahre 2001 wurde ein Artikel veröffentlicht (Li 2001), der erstmals eine antibakterielle Eigenschaft von Vitamin C auf molekularer Ebene bewies. Demnach bindet Vitamin C an das Enzym Hyaluronidase (HL) von Streptococcus pneumoniae, einem Bakterium, das verantwortlich ist für Pneumonie (Lungenentzündung), Meningitis (Hirnhautentzündung), Sinusitis (Nasennebenhöhlenentzündung) und Otitis (Entzündung des Ohres). Das Enzym HL wird auch von Tumorzellen produziert, so dass Vitamin C bei der Krebstherapie ebenfalls sehr nützlich ist. Vitamin C verhindert, dass Hyaluron (HA), eine wichtige Komponente des Bindegewebes, vom Enzym HL des Bakteriums zerstört wird. HA ist ein Kohlenhydrat, das aus langen Ketten von Disacchariden (ähnlich wie Saccharose = Haushaltszucker) besteht und dem Vitamin C stark ähnelt. Wir wissen nun, dass Vitamin C und Zucker aufgrund ihrer chemischen Ähnlichkeit im Stoffwechsel miteinander konkurrieren. Möchte man ein optimal funktionierendes Immunsystem haben, um möglichst vielen Krankheiten vorzubeugen, ergibt sich daraus, dass man vor allem die schnell resorbierbaren Zucker meiden und große Mengen Vitamin C zu sich nehmen muss. Nur so sichert man ein optimales Mengenverhältnis von (Glucose/Zucker/Kohlenhydrate) zu Vitamin C.

Für eine optimale Gesundheit muss das Mengenverhältnis von Zucker/Kohlenhydraten zu Vitamin C in der Nahrung möglichst klein sein. Das bedeutet: Zucker sollte weitgehend gemieden werden und die Vitamin C-Menge durch Ergänzungsmittel erhöht werden. Die dafür benötigte Menge an Vitamin C schätze ich auf mindestens 3000 mg – das sind 3 g – täglich!

Was aber ist ein optimales Mengenverhältnis dieser beiden Substanzen? Dazu ein Vorschlag, der sich am Fettstoffwechsel orientiert (Kapitel II.4). Als ein sehr gesundheitsförderliches Mengenverhältnis von

Omega-6-Fettsäuren zu Omega-3-Fettsäuren betrachtet man allgemein einen Wert von 1 zu1 bis 3 zu1. Die Omega-3-Fettsäuren sind die „guten Fette“ und die Omega-6-Fettsäuren die „schlechten Fette“. Überträgt man dies auf den Zuckerstoffwechsel, so sind Glucose und Saccharose die „schlechten“ Zucker und Vitamin C ist der „gute“ Zucker. Für eine optimale Gesundheit sollten die beiden Mengenverhältnisse aus der Nahrung von (Glucose/Zucker/Kohlenhydrate) zu Vitamin C und von Omega-6-Fettsäuren zu Omega-3-Fettsäuren möglichst klein sein. Daraus lässt sich eine „Zwei-Säulen-Strategie“ für bessere Gesundheit entwickeln.

Bei strenger Diät, das heißt, Vermeidung von Zucker, Weißmehlprodukten und den meisten anderen Kohlenhydraten und Omega-6-Fettsäuren, schätze ich die zu supplementierenden Mengen an Vitamin C und Omega-3-Fettsäuren in der Prävention auf mindestens 3 g beziehungsweise 1,5 g täglich, und entsprechend 9 g und 4,5 g während einer Therapie. Das sind meiner Meinung Mindestmengen, die in der Praxis je nach Schwere der Erkrankung und Compliance der Diät deutlich höher ausfallen können.
Es kann auch nötig sein, Vitamin C und Omega-3-Fettsäuren intravenös zu verabreichen. Ich glaube, dass die vorgeschlagene Strategie die klassische, schulmedizinische Behandlung bei einer Vielzahl von Erkrankungen begleiten und Medikamente und Nebenwirkungen deutlich reduzieren kann. Diese Strategie würde ich durch Vitamin E, Zink und Selen ergänzen, weil sie die Wirkungen von Vitamin C und Omega-3-Fettsäuren verstärken. Die „Zwei-Säulen-Strategie“ ist ein wichtiger Baustein für die Gesundheit.

1. Säule: Infektiöse Erkrankungen/Allergien

Prävention und Ruhephase der Krankheit (Remission)
Verhältnis von Glucose/Zucker/Kohlenhydraten zu Vitamin C ≤ 3:1
(maximal 3 × so viel Glucose/Zucker/Kohlenhydraten wie Vitamin C)

Therapie:
Verhältnis von Glucose/Zucker/Kohlenhydraten zu Vitamin C ≤ 1:1
(maximal genauso so viel Glucose/Zucker/Kohlenhydraten wie Vitamin C)

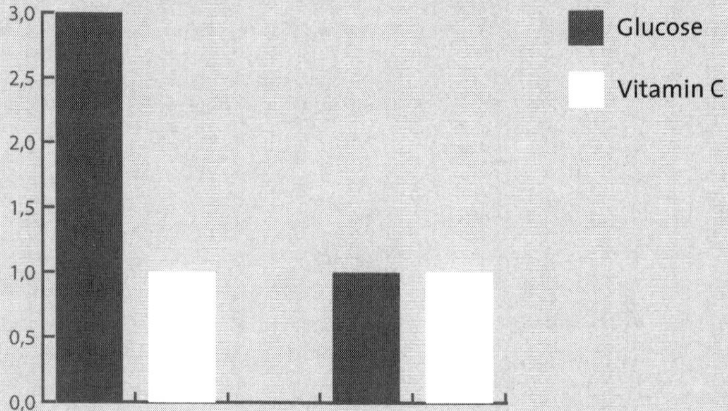

2. Säule: Entzündliche Erkrankungen/Allergien

Prävention und Remission:
Verhältnis von Omega-6-FS zu Omega-3-FS ≤ 3:1

Therapie:
Verhältnis von Omega-6-FS zu Omega-3-FS ≤ 1:1

II.4
Gesundheit aus der Kälte – Omega-3-Fettsäuren

Im Jahr 1950 begann eine der längsten Untersuchungen zum Einfluss der Ernährung auf verschiedene chronische Erkrankungen. Bis 1974 wurden in Upernavik im Nordwesten Grönlands die Krankengeschichten der Inuit dokumentiert. Dabei stellte man überraschend fest, dass zum Beispiel die Häufigkeit von Herzinfarkten bei den Inuit im Vergleich zu Mitteleuropäern weniger als ein Zwanzigstel beträgt, obwohl sie sich außerordentlich fettreich ernähren. Bereits damals vermutete man, dass die hohe Aufnahme an Omega-3-Fettsäuren mit der Nahrung der Grund dafür ist. Was ist das Besondere an diesen Fettsäuren? Zur Beantwortung dieser Frage machen wir einen kleinen Ausflug zu den Bewohnern der Arktis. Aus der Sicht von Europäern sind Inuit übergewichtig oder gar fett. Das ist nicht abfällig gemeint. Es ist gut so. Es ist überlebenswichtig. Die Fettschicht, die sich über den ganzen Körper der Inuit legt, hat eine isolierende Wirkung. Sie verhindert den Wärmeverlust in der Kälte. Inuit können mit bloßen Händen stundenlang in eiskaltem Wasser arbeiten, ohne dass es zu Erfrierungen kommt. Ein hagerer Mitteleuropäer kann niemals schutzlos mit Eiswasser arbeiten. Damit Leben in der Kälte möglich ist, reicht eine dicke Fettschicht alleine für Menschen und Tiere nicht aus. Es kommt auch auf die Fettart an. Die Zellmembranen der Inuit und der in der Arktis lebenden Tiere müssen trotz Eiseskälte beweglich bleiben. Zellmembranen sind mehr oder weniger durchlässige Barrieren, aus beweglichen Fetten. Wären diese Barrieren starr, könnten sie ihre lebenswichtigen Funktionen – zum Beispiel bestimmte Stoffe in die Zelle lassen und andere davon abhalten – nicht erfüllen. In kalten und tiefen Gewässern müsste normalerweise das Fett der Zellmembranen fest werden. Das passiert aber nicht. Und so gibt es vielfältiges Leben in den Polargewässern.
Wie funktioniert das mit den Fetten? Stellen Sie sich hierzu Butter und Pflanzenöl vor. Butter ist bei Raumtemperatur, also etwa 20° C, fest. Olivenöl ist bei Raumtemperatur flüssig und wird erst bei etwa 7° C fest. Bei Sonnenblumenöl liegt die Erstarrungstemperatur, die Temperatur, bei der

das Öl fest wird, noch niedriger. Und nun erinnern Sie sich an das, was Sie sicher schon mal von gesättigten und ungesättigten Fetten gehört haben, nämlich dass Pflanzenöle überwiegend aus ungesättigten bestehen und Butter mehr gesättigtes Fett ist. Man sieht den Fetten und Ölen also an, ob sie mehr oder weniger gesättigte Fette beinhalten, je nachdem, ob sie bei Raumtemperatur fest – also gesättigt – oder flüssig – also ungesättigt – sind. Die Zellmembranen der Bewohner von Polargewässern müssen also aus vielen ungesättigten Fetten bestehen, weil nur so sichergestellt ist, dass bei tiefen Temperaturen die Fette der Zellmembranen noch flüssig und somit beweglich bleiben.

Und dafür hat die Natur eine ganz besondere Fettart hervorgebracht, die einzig in der Lage ist, das Überleben in solchen kalten Gewässern zu garantieren: die Omega-3-Fettsäuren. Omega-3-Fettsäuren sind demnach reichlich in Fischarten wie Lachs, Hering, Makrele und anderen Kaltwasser-Fischen sowie in Robben und Walen vorhanden. Das sind die Hauptnahrungsmittel der Inuit, und sie schützen sie in doppelter Weise vor Kälte: mit einer isolierenden Fettschicht und mit beweglichen Zellmembranen. Omega-3-Fettsäuren gehören zu den lebenswichtigen, also essentiellen Fettsäuren. Da sie essentiell sind, haben sie in gewisser Weise Vitamincharakter. In älterer Literatur findet man hin und wieder auch die Bezeichnung Vitamin F für essentielle Fette.

Es gibt noch eine weitere Klasse von essentiellen Fettsäuren, die Omega-6-Fettsäuren. Sie kommen im Übermaß in Sonnenblumen-, Maiskeim- oder Distelöl sowie in Margarine vor. In Fisch und Öl aus Oliven und Raps ist der Anteil gering, aber völlig ausreichend, um den Tagesbedarf zu decken. Viel braucht es auch nicht davon. Denn, vereinfacht gesagt, entstehen aus den Omega-6-Fettsäuren im Stoffwechsel Herzinfarkt-, Krebs- und entzündungsfördernde Substanzen. Die Omega-3-Fettsäuren sind die natürlichen Gegenspieler, also die guten Fette, die Krebs, Entzündungen und Herzinfarkte vermeiden. Die Omega-3-Fettsäuren aus fettem Fisch, die diese guten Eigenschaften haben, heißen Eicosapentaensäure (EPA) und Docosahexaensäure (DHA). Es gibt noch eine weitere Omega-3-Fettsäure-alpha-Linolensäure, die vor allem in Lein- und Rapsöl vorkommt. Sie wird jedoch nur zu einem kleinen Teil in die „wertvollen" Fettsäuren EPA und DHA umgewandelt. Hinter dieser Kurzfassung

verbirgt sich ein besonderer Stoffwechselweg, der „Arachidonsäurestoffwechsel“, den ich am Ende des Kapitels ausführlich erläutere.
Zusätzlich erläutere ich die Wirkungsweise von Kortison, Aspirin und Vitamin E, weil sie alle in diesem für die Gesundheit so wichtigen Stoffwechselweg von enormer Bedeutung sind. Dabei zeigt sich dann, dass in vielen Fällen ein Teil der antientzündlichen Wirkung des Kortisons und des Aspirins durch Vitamin E und Omega-3-Fettsäuren ersetzt werden kann, was ganz im Sinne der orthomolekularen Medizin ist.
Da aber sowohl Omega-3- und Omega-6-Fettsäuren essentiell sind, stellt sich die Frage, warum sind die einen schlecht und die anderen gut?
Hier gilt der Satz von Paracelsus (1493–1541): *„Alle Ding' sind Gift und nichts ist ohn' Gift; allein die Dosis macht, dass ein Ding kein Gift ist.“*
Das mit der Nahrung aufgenommene Mengenverhältnis von Omega-6- zu Omega-3-Fettsäuren sollte laut DGE für Ernährung etwa 5 zu 1 sein. Japaner, die sich traditionell ernähren, erreichen mit ihrer Ernährung ein Verhältnis von 3 zu 1 und Inuit sowie japanische Fischer, die praktisch keine Herzinfarkte bekommen, ein Verhältnis von 1 zu 1. Die Realität in der westlichen Welt sieht anders aus. Ein massiver Überschuss an Omega-6-Fettsäuren führt zu einem Verhältnis von 10 zu 1 bis 50 zu 1. Diese großen Mengen an Omega-6-Fettsäuren machen die positiven Eigenschaften der Omega-3-Fettsäuren zunichte.

Omega-3-Fettsäuren kurz und bündig!

Aufgrund ihrer antientzündlichen und weiteren nützlicher Eigenschaften sind Omega-3-Fettsäuren hilfreich bei:

- der Senkung – etwa 30 Prozent – von erhöhten Blutfettwerten, den Triglyceriden
- bestimmten Darmerkrankungen wie Colitis Ulcerosa und Morbus Crohn
- Multipler Sklerose
- Schuppenflechte, medizinisch Psoriasis genannt
- Rheuma und Arthritis
- bei dickflüssigem Blut machen sie das Blut fließfähiger, es verklumpt nicht

- der Vorbeugung von plötzlichem Herztod
- der Hirnentwicklung von Kindern
- bei der Vorbeugung und Therapie von Krebs
- der Reduktion von Medikamenten wie Kortison und Aspirin, vor allem, wenn es mit Vitamin E und Boswellia serrata eingenommen wird

→ Literatur siehe Kapitel V

II.4.1
Wie viel Omega-3-Fettsäuren braucht der Mensch?

Oberstes Ziel ist es, ein Verhältnis von Omega-6- zu Omega-3-Fettsäuren in der Prävention beziehungsweise Remission von Krankheiten von höchstens 3 zu 1 – in der Therapie von 1 zu 1 – zu erreichen. Dabei sind zwei Dinge wichtig:
1. Omega-3-Fettsäuren mit der Nahrung oder mit Fischölkapseln zu sich nehmen. Da viele Menschen bestimmte Fischsorten oder Fisch im Allgemeinen nicht mögen, werden sie um eine Nahrungsergänzung nicht umhin kommen.
2. Omega-6-Fettsäuren müssen konsequent gemieden werden (Kapitel VI. 2). Nachgewiesen wurde, dass Margarineverzehr (Cleland 1992) die Wirkung von Fischölen herabsetzt. Je nach dem, wie streng Punkt 2 eingehalten wird, variiert die zu ergänzende Fischölmenge. Ich schätze die durch Fischölkapseln zu ergänzende Menge an Eicosapentaensäure (EPA) und Docosahexaensäure (DHA) für die meisten Menschen auf 1,5 bis 4,5 g täglich. Auch unter dem Gesichtspunkt der Prävention von Krankheiten sollte man ausreichend Fischöl zu sich nehmen. In Deutschland nehmen die Menschen lediglich 0,1 bis 0,2 g EPA und DHA täglich zu sich. Das ist viel zu wenig, um langfristig gesund zu bleiben!

Nebenwirkungen von Fischölen

Eine Nebenwirkung, über die häufig bei der Einnahme von Fischölpräparaten geklagt wird, ist der fischige Nachgeschmack beim Aufstoßen. Das kann minimiert werden, wenn die Fischölmenge über den Tag verteilt nach den Mahlzeiten eingenommen wird. Magensaftresistente Präparate können den Nachgeschmack noch weiter vermindern. Als weitere Nebenwirkung ist eine eventuell verzögerte Blutgerinnung zu nennen. Im

Allgemeinen sind Fischölprodukte aber eine effektive, nebenwirkungsarme Alternative, beziehungsweise Ergänzung zur etablierten antientzündlichen Therapie. Wenn es dann noch mit Vitamin E kombiniert wird, kann in vielen Fällen die Dosis von antientzündlichen Medikamenten wie Kortison oder Acetylsalicylsäure reduziert werden. Ganz im Sinne der orthomolekularen Medizin.

So wirkt Fischöl – Der Arachidonsäurestoffwechsel

Bei chronisch-entzündlichen Erkrankungen werden oft Kortikoide und nicht steroidale Antiphlogistika verwendet. Durch diese stark wirkenden Substanzen lassen sich Entzündliche Prozesse gut in den Griff bekommen. Schwierig wird es, wenn die Verabreichung dieser Substanzen über einen längeren Zeitraum erfolgt. Bei Patienten, die über viele Jahre Kortikoide nehmen müssen, kann das Cushing-Syndrom (Vollmondgesicht, Knochenschwund, Akne, Diabetes u.a.m.) eine negative Begleiterscheinung sein. Bei den nicht steroidalen Wirkstoffen (wie z. B. Acetylsalicylsäure) können Nierenerkrankungen und Magengeschwüre Folgen jahrelanger Medikamenteneinnahme sein.

Durch die Verabreichung von Fischölen (Omega-3-Fettsäuren), Boswellia serrata und Vitamin E können Medikamente mit beträchtlichem Nebenwirkungspotential in erheblichem Maße eingespart werden.

Bei Entzündungsreaktionen spielen vor allem Prostaglandine (PG) u. Prostazykline (PGI) mit jeweils 2 Doppelbindungen und Leukotriene (LT) der 4er-Reihe (4 Doppelbindungen) eine bedeutende Rolle. Hierbei handelt es sich, einfach gesagt, um lokalwirksame, hormonähnliche Substanzen, die Entzündungsvorgänge massiv unterstützen. Die medikamentöse Therapie versucht dann auch die Bildung solcher Substanzen zu hemmen. All diesen Substanzen gemeinsam ist ihre biochemische Synthese aus Arachidonsäure, einer Omega-6-Fettsäure (Ω-6-FS), die wiederum mit der Nahrung aufgenommen wird bzw. aus Linolsäure synthetisiert werden kann. Linolsäure ist ebenfalls eine Ω-6-FS, die z.B. reichlich in Margarine, Sonnenblumen- und Distelöl enthalten ist. Es geht u.a.

darum möglichst wenig Arachidonsäure bzw. Linolsäure mit der Nahrung aufzunehmen. Ganz vermeiden lassen sich diese Fettsäuren nicht.
Kortison hemmt die Phospholipase A2, ein Enzym, welches Arachidonsäure aus membranbildenen Phospholipiden freisetzt. Vitamin E hemmt dieses Enzym ebenfalls in milder weise. Somit können die PG, PGI und LT gar nicht erst entstehen. Die Synthese von PG u. PGI aus Arachidonsäure kann auch durch Hemmung der Cyclooxygenase (COX) mittels Acetylsalicylsäure effektiv erfolgen. Es gibt noch ein weiteres Enzym im Arachidonsäurestoffwechsel, was Entzündungsvorgänge aufrechterhält, die 5-Lipoxygenase (5-LO) („linearer Stoffwechselweg"). Über dieses Enzym entstehen die Leukotriene. Die 5-LO kann weder durch Kortison noch durch Acetylsalicylsäure gehemmt werden, jedoch durch Vitamin E und besonders effektiv durch Boswellia serrata.
Es wird sogar vermutet, dass bei Hemmung der COX der lineare Stoffwechselweg vermehrt benutzt wird, da die Arachidonsäure dann nicht mehr über die COX metabolisiert werden kann, so dass einige Nebenwirkungen der nicht steroidalen Antiphlogistika auf eine vermehrte Biosynthese der Leukotriene der 4er-Reihe zurückgehen könnten.
Die im Fischöl enthaltene Omega-3-Fettsäure (Ω-3-FS) Eicosapentaensäure konkurriert mit der Arachidonsäure um dieselben Enzyme (COX, 5-LO).
Es entstehen dann jedoch PG mit drei Doppelbindungen, bzw. LT der 5er-Reihe, diese sind metabolisch wesentlich weniger aktiv, so dass insgesamt eine starke Verminderung der Entzündungsaktivität resultiert. Wichtig ist hier vor allem das Verhältnis von Ω-6-FS zu Ω-3-FS (≤ 2:1) sowie die gleichzeitige Gabe hoher Dosen Vitamin E (≥ 800I. E.).
Neben einer vermehrten Zufuhr an Fischölen – Therapeutische Mengen liegen bei ca. 1–10 g Ω-3-FS pro Tag – kann eine an Linol- und Arachidonsäure arme Diät antientzündlich wirken. Bei Herz-Kreislauferkrankungen können Fischöle ebenfalls erfolgreich eingesetzt werden. Sie machen das Blut fließfähiger und können darüber hinaus den Triglyceridspiegel um bis zu 30 % senken.

II.5

Von Menschenversuchen, Schmutzparties und Herzinfarkten – Vitamin B3

Zu Beginn des 20. Jahrhunderts wütete eine mysteriöse Krankheit epidemiologischen Ausmaßes im Süden der USA sowie in einigen Mittelmeerländern. Die Rede ist von Pellagra („raue Haut") – der Vitamin B3-Mangelkrankheit. Aufgrund ihrer Symptome wird sie im Englischen als Krankheit mit den vier D's bezeichnet: Dermatitis (Hautentzündung), Diarrhö (Durchfall), Demenz und Death (Tod).
Die Behörden beauftragten im Jahr 1914 den sehr fähigen Arzt Dr. Goldberger mit der Erforschung dieser Krankheit. Da viele Pellagra-Kranke aufgrund von Demenz und Verwirrtheit in Geistesheilanstalten endeten, begann Goldberger dort mit seinen Untersuchungen. Ihm fiel auf, dass das Pflegepersonal vollkommen gesund war und blieb. Was ganz klar gegen die vom Establishment favorisierte Infektionstheorie sprach und vor allem durch die Tatsache gestützt wurde, dass keine besonderen Maßnahmen ergriffen wurden, um das Personal vor Infektionen zu schützen. Die gleichen Beobachtungen machte Goldberger in Waisenhäusern, wo die Kinder erkrankten, nicht aber das Personal. Ihm fielen jedoch drastische Unterschiede in der Ernährung auf. Es gab eine ausgewogene Mischkost aus Fleisch, Gemüse und Milch, und die Insassen mussten sich mit einer Ernährung, die fast ausschließlich aus Maisprodukten bestand, begnügen. Für Goldberger war klar, die Ernährung musste der Schlüssel zur Erklärung dieser geheimnisvollen Krankheit sein. Er berichtete den Behörden über die Schlussfolgerungen aus seinen Beobachtungen, und umgehend wurde die Ernährung in Anstalten, Waisenhäusern und ähnlichen Einrichtungen verbessert. Die Ergebnisse waren eindrucksvoll. Pellagra verschwand fast vollständig.
Es fehlte noch ein kleines Mosaiksteinchen um die Beweiskette zu schließen, nämlich dass Pellagra durch einen Nahrungsmittelinhaltsstoff geheilt und bei dessen Fehlen ausgelöst wird. Für dieses Experiment musste Dr. Goldberger „Freiwillige" finden, die er auf eine strenge Maisdiät setzen konnte. Im Jahr 1915 war Goldberger entschlossen, mit Gefängnisinsassen

einen Menschenversuch zu starten. Er konnte den Direktor der Anstalt zur Kooperation gewinnen. Die Belohnung für die Teilnehmer: Freiheit! Es fanden sich schnell zahlreiche Freiwillige. Niemand dachte sich was dabei, eine Zeit lang ausschließlich Maisprodukte zu essen. Nach einigen Monaten verging den Freiwilligen der Spaß, denn es zeigten sich die schmerzhaften Symptome von Pellagra, wie starke Bauchkrämpfe und Durchfall. Goldbergers Beweiskette war geschlossen. Pellagra ist eine **ernährungsbedingte Mangelkrankheit.** Die Gefangenen wurden freigelassen und haben wahrscheinlich in ihrem Leben nie mehr Mais angerührt. Goldberger hatte seine Sache gut gemacht! Wenn da nicht dieses sture medizinische Establishment gewesen wäre, dass immer noch an der Infektionstheorie festhielt und Goldbergers neuartige Idee ablehnte. Aber: „Jede große Idee, sobald sie in Erscheinung tritt, wirkt tyrannisch." *(Johann Wolfgang von Goethe, 1749–1832).* Deshalb dachte sich Dr. Goldberger – ein offenbar „zäher Bursche" – ein weiteres „genial-schmutziges Menschenexperiment" aus. Er veranstaltete Schmutzparties mit sich, seiner Frau und seinen Anhängern als „Versuchskaninchen". Es wurden Proben aus Körperflüssigkeiten und Exkrementen der Erkrankten hergestellt und diese dann geschluckt. Tolle Party nicht wahr? Aber es erkrankte niemand. Weil die Pellagra keine Infektionskrankheit ist!
Bis sich neue Erkenntnisse vollkommen durchsetzten, dauerte es offensichtlich sehr lange. Nur so ist zu erklären, dass in den USA in den Jahren 1906 bis1940 – also lange nach Goldbergers Entdeckungen – schätzungsweise drei Millionen Menschen an Pellagra erkrankten und etwa 100 000 daran starben.

Vitamin B3 und Herzinfarkte

Vitamin B3 kommt in der Natur in zwei Formen vor, als Niacin – auch Nikotinsäure genannt – oder als Niacinamid – auch Nikotinsäureamid genannt. Ich werde die Begriffspaare synonym verwenden.
Die Nikotinsäure und das Nikotinsäureamid haben beide die Fähigkeit, Pellagra zu heilen. Dennoch gibt es gravierende Unterschiede, lediglich die Nikotinsäure kann Blutfette, die Triglyceride, also „schlechtes" Cholesterin (LDL) senken sowie „gutes" Cholesterin (HDL) erhöhen. Diese Beobachtung machte der kanadische Arzt und Psychiater Dr. A. Hoffer, als er Schizophrenie-Patienten mit Niacin und Niacinamid behandelte.

Die Nikotinsäure war schon länger bekannt, ohne dass man ihr eine biologische Bedeutung zuschrieb. Tabakpflanzen bilden Nikotinsäure aus Nikotin, um sich vor Fraß durch Insekten und Vögel zu schützen. Eines der stärksten Suchtgifte überhaupt – verantwortlich für den vorzeitigen Tod von Millionen von Menschen durch Herzinfarkt – verwandelt sich in einen Stoff, der wiederum Millionen von Menschen vor dem vorzeitigen Herztod bewahren kann. Das ist verrückt, aber die Natur ist – chemisch gesehen – wunderbar.

So wirkt Niacin gegen Herzinfarkte

Niacin – nicht Niacinamid – hemmt die Freisetzung von Fettsäuren aus dem Fettgewebe, dadurch sinkt die Konzentration an freien Fettsäuren im Blut. Die Leber nimmt deshalb weniger Fettsäuren aus dem Blut auf. Daraufhin sinkt die Synthese der triglyceridreichen VLDL (very low density lipoprotein). Die Triglyceridwerte sinken. LDL entstehen aus VLDL, so dass bei sinkenden VLDL mit der Zeit auch der LDL-Wert im Blut sinkt. Da insgesamt weniger VLDL vorhanden sind, wird auch weniger Cholesterin für deren Herstellung aus HDL benötigt, somit steigt die HDL Konzentration langfristig an. Die Triglyceride können bis zu 60 Prozent gesenkt und HDL um 40 Prozent erhöht werden. Niacin kann im Gegensatz zu Fibraten und Statinen – Substanzen, die üblicherweise bei erhöhten Cholesterinwerten eingesetzt werden – das Lipoprotein (a), ein zusätzlicher Risikofaktor für Herzerkrankungen, um bis zu 20 Prozent senken.

Vitamin B3 kurz und bündig!

- Pellagraschutzfaktor
- heilt subklinische Pellagra
- gutes Mittel gegen Arthritis
- hilft bei Schizophrenie (Hoffer 1972, 1999)
- in Form von Niacin und Inositolhexanikotinat sehr effektiv bei der Therapie von schlechten Blutfetten(siehe Kapitel V.10)
- hilft bei Multipler Sklerose
- als Niacin reduziert es das Risiko eines allergischen Schocks

- hilfreich bei Alkoholentwöhnung (Kapitel V.4) und Alkoholkonsum, da es das Risiko einer Fettleber vermindert
- fördert die Synthese von Serotonin – „Glückshormon" – aus der Aminosäure Tryptophan, einem Nahrungsbestandteil
- Der menschliche Körper kann Vitamin B3 zum Teil aus der Aminosäure Tryptophan synthetisieren.
- hilfreich bei der Behandlung von Angstzuständen
- 1000 mg Niacinamid eine Stunde vor dem Zubettgehen helfen bei Schlaflosigkeit. Anstelle oder in Kombination mit Vitamin B3 kann die natürliche Aminosäure Tryptophan – 500 bis 1000 mg – eingenommen werden.

II.5.1
Wie viel Vitamin B3 braucht der Mensch?

Die verschiedenen nationalen Ernährungsinstitutionen empfehlen etwa 15 bis 20 mg Vitamin B3 täglich für einen Erwachsenen. Diese Menge nimmt man mit einer normalen Ernährung leicht auf. Unter bestimmten Umständen reicht dieses Quantum aber für viele nicht aus. An dieser Stelle werde ich eine erhöhte Vitamin B3 Zufuhr begründen. Bereits im Jahre 2020 könnten in Deutschland knapp 20 Prozent der Bevölkerung an Arthritis und etwa 30 Prozent an Herzkreislauferkrankungen leiden. Patienten mit Arthritis (siehe auch V.8) oder erhöhten Blutfettwerten (siehe auch V.10), profitieren von Vitamin B3 in hohen Dosierungen von 1 bis 6 g täglich.

Vitamin B3 kann aber auch bei verschiedensten psychischen Problemen und Verhaltensstörungen hilfreich sein. Dazu gehören unter anderen Schizophrenie, Angst- und Panikstörungen. Der kanadische Arzt und Psychiater Hoffer sowie der britische Psychiater Osmond entwickelten ein Vitamin- und Ernährungsprogramm für Schizophrenie-Patienten. Dabei hatte Vitamin B3 neben einer Reihe anderer Nährstoffe wie zum Beispiel Vitamin C die Funktion einer orthomolekularen Leitsubstanz. In Nordamerika wurden nach diesem Programm über 100 000 Schizophrenie-Patienten erfolgreich mit 3 bis 60 g (!) Vitamin B3 täglich behandelt. Hoffer selbst hat über fast fünf Jahrzehnte insgesamt etwa 5000 Schizophrenie Patienten mit hohen Vitamin B3-Dosierungen behandelt.

Die übliche Dosis an Psychopharmaka konnte deutlich reduziert werden. Einige Patienten benötigten gar keine Medikamente mehr. Hoffer (2008) empfiehlt mindestens 100 mg Vitamin B3 täglich für jeden – auch für Gesunde. Das ist etwa die 5- bis 6-fache Menge dessen, was von der DGE empfohlen wird. 100 mg Vitamin B3 täglich sind nur durch Substitution zu erhalten. Warum höhere Vitamin B3 Dosierungen nötig sein können, möchte ich etwas näher erläutern. Es ist möglich, wie prinzipiell bereits in Kapitel II.2 erwähnt, dass das Vitamin B3 abhängige Coenzym NAD zu schwach an das entsprechende Apoenzym bindet. Daraus resultiert dann ein erhöhter Vitamin B3 Bedarf. Deutlich höhere Vitamin B3 Mengen sind ebenfalls nötig, wenn zu wenig NAD aus Vitamin B3 entsteht. Diese Möglichkeit sieht so aus:
Der aktive Pellagraschutzfaktor ist nicht das Vitamin B3 selbst, sondern das Coenzym Niacinamidadenindinukleotid (NAD). Es entsteht im Stoffwechsel aus Vitamin B3 (Niacinamid) über folgende vereinfachte Reaktionsgleichung:

Niacinamid ⟶ Niacinamidadeninmononucleotid ⟶ Niacinamid-adenindinucleotid
(NAD)

Die Pellagrasymptome lassen sich bei einigen Patienten schon durch eine sehr geringe tägliche Dosis von 5 mg Vitamin B3 beseitigen. Bei einigen Patienten werden 600 mg oder mehr Vitamin B3 täglich benötigt, damit alle Pellagrasymptome vollständig verschwinden.
Wie ist so was möglich? Betrachtet man die obige Reaktionsgleichung und die Grundprinzipien der orthomolekularen Medizin (Kapitel II.2), so ist folgende Erklärung denkbar. Entscheidend ist, ob genügend Coenzym NAD zur Verfügung steht. Wenn die Umwandlung von Vitamin B3 zum NAD, die über mehrere Reaktionsschritte verläuft, „gestört" ist, dann bildet sich zu wenig NAD, und der Patient bleibt trotz scheinbar ausreichender Vitamin B3-Mengen aus der Nahrung krank. Man benötigt also mitunter sehr große Mengen Vitamin B3, damit am „Ende" noch genügend NAD gebildet wird. Betrachten wir hypothetisch einen Patienten, der schwach entwickelte, diffuse „Pellagrasymptome"(siehe unten) hat, ohne dass man vordergründig darauf kommt, dass ein latenter Vitamin

B3-Mangel vorliegen könnte. Solche Zustände werden in der orthomolekularen Medizin als Aniacinamidosis, beziehungsweise als subklinische Pellagra bezeichnet (Green 1976, Kaufmann 2006, Hoffer 2008).
Der Patient ernährt sich normal und bekommt so etwa 20 bis 30 mg Vitamin B3 täglich. Er nimmt vielleicht sogar ein gutes Vitaminpräparat mit 50 mg Vitamin B3 ein. Seine Versorgung mit Vitamin B3 entspricht also etwa der vierfachen Menge der allgemein akzeptierten Empfehlungen. Bei einer eventuellen Blutuntersuchung der Vitaminplasmaspiegel zeigen sich natürlich nur unauffällige Vitamin B3-Werte. Wird bei diesem Patienten, was eher unwahrscheinlich ist, die Gesamtnucleotidmenge bestimmt, so ist diese auch noch unauffällig. Erst, wenn man sich die Menge der Mononucleotide und des Coenzyms NAD im Blut anschaut, findet man ein Missverhältnis. Bei einem solchen Patienten reichen 75 mg Vitamin B3 nicht aus, um vollkommen gesund zu sein. Die Umwandlung vom Vitamin B3 zum NAD ist möglicherweise gestört. Es finden sich im Blutplasma vermehrt Mononucleotide, die keine Coenzym-Wirksamkeit haben und zu wenig NAD.

Symptome der Aniacinamidosis nach Kaufmann:

Die empfohlene Dosis liegt bei mindestens 150 bis 350 mg täglich.

- fehlende Eigeninitiative
- permanente Anspannung
- Ungeduld und GereiztheitZukunftsangst
- Routinetätigkeiten fallen zunehmend schwerer
- kein Interesse mehr an Familie, Arbeit, Freunden, Hobbys

Der Patient...

- ist verärgert über unwichtige Dinge und kann dies nicht ändern
- ist sich über seine Fähigkeiten nicht im Klaren
- hat über Wochen oder Jahre das Gefühl, nicht er selbst zu sein
- ist nicht kooperativ
- ist unglücklich ohne erkennbaren Grund
- schläft schlecht
- möchte oft alleine sein u.a.m.

Viele frühe Symptome der Pellagra in ihrer subklinischen Form können sich als Stimmungsschwankungen, wie Angst, Depression, Müdigkeit und anderes mehr zeigen.

Zusammenfassung:

- Das Vitamin B3 ist eine Art Supervitamin.
- Der Vitamin B3-Experte Abram Hoffer empfiehlt mindestens 100 mg täglich für jeden.
- Es hilft Patienten mit Arthritis (Kapitel 5.8) und erhöhten Blutfettwerten (Kapitel 5.10). Dafür werden etwa 1000 bis 6000 mg täglich benötigt.
- Es kann bei Schizophrenie mit 3000 bis 60 000 mg (siehe auch IV.1) eingesetzt werden.
- Ein latenter Vitamin B3-Mangel kann sich in vielfältiger Weise zeigen. Zu den ersten Anzeichen gehören Verhaltensstörungen und Stimmungsschwankungen verschiedenster Art wie zum Beispiel Antriebslosigkeit, Gereiztheit, fehlende Kooperation, Schlaflosigkeit, Müdigkeit. Ein Mangel kann durch eine Untersuchung des Vitamin-B3-Blutgehaltes nicht unbedingt festgestellt werden. Wichtig ist die Menge des Vitamin B3-abhängigen Coenzyms NAD im Blut.
- Um diese Störungen zu beseitigen, sind mindestens 150 bis 350 mg Vitamin B3 nötig. Bei Angst- und Panikstörungen werden sogar etwa 1500 bis 5000 mg täglich benötigt.

Für die Behandlung von Angstzuständen werden Niacinamiddosen von 1500 bis 5000 mg verwendet, selten mehr und durchschnittlich etwa 2000 bis 2500 mg (Prousky 2005). Die dahinter stehenden Mechanismen sind zum einen die Benzodiazepin ähnlichen Eigenschaften von Niacinamid. Benzodiazepine gehören zu den so genannten Tranquilizern, die Angst lösen und schläfrig machen. Die Benzodiazepine haben jedoch anders als Vitamin B3 ein enormes Nebenwirkungspotential. Vitamin B3 wirkt auch angstlösend und beruhigend, aber noch in anderer Weise auf die Psyche. Es fördert die Serotoninsynthese aus der Aminosäure Tryptophan, einem Nahrungsbestandteil. Ist Serotonin, das „Glückshormon“, in zu geringer Menge vorhanden, kann es das Entstehen von Depressionen fördern. Hohe Dosierungen Vitamin B3 hemmen den Abbau von Tryptophan zu Vitamin B3 – Feedback-Hemmung – dadurch bleibt mehr Tryptophan übrig, was mit Hilfe von Vitamin B6 , Vitamin C und Magnesium in Serotonin verwandelt wird. Zusätzliche Tryptophangaben verstärken die Wirkung. Das fördert einen gesunden Schlaf und wirkt antidepressiv. Bei hohem Alkoholkonsum liegt fast immer ein Mangel an Eiweiß, Vitaminen und Magnesium vor, aus dem sich zwangsläufig Schlafstörungen und Depressionen entwickeln. Ein weiterer Faktor, der zu massiven psychischen Störungen führen kann, ist ein krankhaft erhöhter Blutlaktatwert – die Milchsäure – im Blut. So ist es möglich, bei Patienten mit Panikstörungen durch Natriumlactat-Infusionen Panikattacken auszulösen. Große Mengen an Niacinamid – bis zu 4000 mg täglich – können krankhaft erhöhte Blutlaktatwerte wieder korrigieren. Hohe Dosierungen an Vitamin B3 führen zu entsprechend hohen Konzentrationen an NAD, das die Laktatwerte reduziert. Das folgende chemische Gleichgewicht stellt dies vereinfacht dar:

$$\text{Lactat} + \text{NAD} \longleftrightarrow \text{Pyruvat} + \text{NADH}$$

Hohe NAD Konzentrationen verschieben das Gleichgewicht nach rechts. Die psychischen Symptome des Patienten werden deutlich gelindert.

II.6

Vitamin B5: Unterschätzer Tausendsassa!

Die Geschichte der Vitaminmangelkrankheiten schien längst geschrieben: Vitamin B1: Beri-Beri, Vitamin B3: Pellagra, Vitamin C: Skorbut und Vitamin D: Rachitis. Bei den anderen Vitaminen gibt es keine klassischen Mangelkrankheiten. So etwas in der Art gibt es bei den Vitaminen B6, B12 und Folsäure (siehe Kapitel II.6). Beim Vitamin B5 gibt es im engsten Sinne der Definition ebenfalls keine Mangelkrankheit. Fehlt es, kommt es nicht zwangsläufig zu einer bestimmten Krankheit.
Vitamin B5 wurde als notwendiger Nahrungsbestandteil 1938 isoliert und 1940 von dem amerikanischen Biochemiker R.J. Williams (1893–1988) synthetisiert. Williams war auch der Entdecker der Folsäure. Vitamin B5-Mangel erzeugt bei Labortieren ein graues Fell, was wieder verschwindet, wenn die Tiere ausreichend Vitamin B5 erhalten. Deshalb wird dieses Vitamin auch gelegentlich Anti-graue-Haare-Faktor genannt. Beim Menschen lassen sich graue Haare aber durch hoch dosierte Vitamin B5-Gaben nicht beseitigen auch wenn es wohl in einigen wenigen Fällen geglückt sein mag, wenn man den Erfahrungsberichten im Internet glaubt. Ist Vitamin B5 somit ein eher unspektakuläres Vitamin? Mitnichten wie Sie jetzt lesen werden! Es gibt zwei schwere Krankheiten beim Menschen, die einen dramatischen Mangel an Vitamin B5 erzeugen, sodass die hoch dosierte Vitamingabe die Symptome beseitigen kann. **Lupus Erythematodes und Akne!**
Eine entsprechende Veranlagung und der Hormonstoffwechsel in einem bestimmten Lebensabschnitt erhöhen den Bedarf an Vitamin B5 dramatisch. Durch Nahrungszufuhr ist der Bedarf nicht im Ansatz zu decken. Es kommt zum Ausbruch der Krankheiten. Im V. Kapitel gehe ich auf die beiden Krankheiten im Detail ein.

Vitamin B5 kurz und bündig!

- Vitamin B5 – 2–20 g täglich – heilt Akne (Leung 1997)
- Vitamin B5 – 10–15 g täglich – verbessert die Symptome bei Lupus Erythematodes deutlich (Welsh 1952, Leung 2007)
- ist ein natürlicher Appetitzügler und hilft beim Abnehmen, Therapie 10 g, sonst 3-5 g täglich (Leung 1997)
- verlängert das Leben von Mäusen im Durchschnitt um 19 % (Pelton 1958)
- hilft als Ergänzung zur Standardmedikation bei rheumatoider Arthritis (mindestens 2g tgl., Kelly 2011))
- erhöht die sportliche Leistungsfähigkeit durch Reduktion des Laktatwertes (mindestens 2 g täglich, Kelly 2011)
- Panthetin-Form des Vitamin B5 reduziert Cholesterin- und Triglyceridwerte (McRae 2005)
- Ergebnis nach 4 Monaten 900 mg Pantethin tgl.: Gesamtcholesterin – 15,1 %, LDL-Cholesterin – 20,1 %, Triglyceride – 32,9 %, Erhöhung des guten HDL-Cholesterins um 8,4 %
- verbessert die Standardtherapie bei Hepatitis A (mindestens 300–600 mg tgl. Kelly 2011)
- Vitamin B5 erhöht den Glutathionspiegel
- Vitamin B5 und Vitamin C werden bei Stress verbraucht und müssen deshalb in Gramm Mengen zugeführt werden
- reduziert die Toxizität von Phenolen und Aldehyden (Kelly 2011)
- verkürzt die narkotische Wirkung von Alkohol und reduziert somit dessen Toxizität (Kelly 2011)

II.6.1
Wie viel Vitamin B5 braucht der Mensch?

Die üblichen Empfehlungen der diversen nationalen Ernährungsbehörden liegen bei etwa 5–8 mg für Erwachsene. Diese Mengen können leicht über die Nahrung aufgenommen werden. Trotzdem ergaben Ernährungserhebungen in Japan (2010) und in Deutschland (2000) lediglich eine Aufnahme durch die Nahrung von 4,5 mg bzw. 5–6 mg Vitamin B5 täglich. In den USA steht zumindest die durchschnittliche Menge an

Vitamin B5, die über die Nahrung aufgenommen wird im Einklang mit den behördlichen Empfehlungen. Durchschnittswerte ergeben häufig verzehrte Bilder. 49 % der Frauen und 15 % der Männer in den USA nehmen jedoch weniger als 4 mg täglich zu sich. Das ist wirklich wenig. Aufgrund verschiedenster Umstände wie sie oben in der Liste aufgeführt sind, können Sie selber entscheiden, ob Sie zusätzliches Vitamin B5 benötigen.

Ich bin für mich zu dem Schluss gelangt, dass 2–3 g Vitamin B5 täglich optimal sind.

II.7

Popeye und der tote Junge – Vitamin B6 , B12 und Folsäure

Die älteren Leser kennen ihn sicher und die Jüngeren haben möglicherweise die 45. Wiederholung der Zeichentrickserie mit ihm gesehen. Ich spreche von Popeye, dem Seemann, der auch ein fester Bestandteil meiner Kindheit war.

Popeye schaffte es immer wieder, seine dürre Freundin Olivia aus den Fängen seines fiesen Widersachers Bluto zu befreien, indem er sich vorher mit einer Büchse Spinat stärkte. Der Spinat verlieh ihm aber nicht nur übermenschliche Kräfte, sondern auch ein gutes Herz sowie eine gute Denkfähigkeit. Spinat enthält von Natur aus große Mengen an Folsäure. Da beim Kochen viel Folsäure zerstört wird, sollte man Spinat möglichst roh essen. Folsäure trägt entscheidend dazu bei, den Gehalt an Homocystein, ein Zwischenprodukt des Eiweißstoffwechsels, im Blut niedrig zu halten und somit das Risiko für Herzinfarkte und Schlaganfälle zu senken. In diesen Zusammenhang passt ein Fall aus dem Jahr 1969. In der Pathologie der Harvard-Medical-School wurde ein achtjähriger Junge eingeliefert. Die Ursache für seinen Tod lautete: Schlaganfall! Wie konnte das sein? Ein Achtjähriger mit Arterien wie ein Greis! Dr. McCully, der erfahrene Pathologe, fand im Blut des toten Jungen ungewöhnlich hohe Mengen an Homocystein. War das der Auslöser?

Dr. McCully hatte einen Verdacht. Um den zu erhärten, untersuchte er weitere Kinder mit krankhaft veränderten Arterien. Nun stellte er eine revolutionäre Theorie auf: Homocystein ist ein eigenständiger Risikofaktor für Herzerkrankungen und löst Herzinfarkte und Schlaganfälle aus. Durch Experimente mit Kaninchen, denen er Homocystein intravenös verabreichte und die daraufhin genau wie die Kinder erkrankten, war seine Theorie bewiesen. Voller Enthusiasmus veröffentlichte er seine Ergebnisse. Für jeden mit gesundem Menschenverstand war klar, McCully musste mit Auszeichnungen überhäuft werden. Wenn da nicht wieder das medizinische Establishment gewesen wäre. McCully wurde gefeuert! Unfassbar!

„Die Wahrheit triumphiert nie, ihre Gegner sterben nur aus." (Max Planck, deutscher Physiker, 1858–1947). Die „Experten" behaupteten, allein ein erhöhter Cholesterin-spiegel sei für Herzkrankheiten verantwortlich. McCully wurde mehr oder weniger rehabilitiert, allerdings erst mehr als 20 Jahre später. Ausgerechnet die Universität, die ihn damals rausschmiss, berichtete 1992, dass es einen statistisch signifikanten Zusammenhang zwischen erhöhtem Homocysteinspiegel und einem erhöhten Risiko für Herzinfarkte gibt. Aber was ist die Ursache für den erhöhten Homocysteinspiegel? Die Überschrift dieses Kapitels ließ es bereits vermuten. Vitaminmangel! Homocystein entsteht durch den Abbau der natürlichen Aminosäure Methionin. Das passiert immer. Ob sich allerdings ein krankhafter Homocysteinspiegel entwickelt, hängt entscheidend davon ab, wie viel Vitamin B6, B12 und Folsäure wir im Blut haben. Sind wir gut mit diesen Vitaminen versorgt, kann Homocystein mit Hilfe von Vitamin B6 in das natürliche Antioxidans Glutathion umgewandelt werden. Vitamin B12 und Folsäure sorgen dafür, dass aus Homocystein wieder die Aminosäure Methionin wird. Welche Mengen an diesen Vitaminen werden durchschnittlich benötigt, um gesund zu bleiben? Man benötigt etwa 400 µg Folsäure (220 µg), 3 mg Vitamin B6 (1,6 mg) und 5 µg Vitamin B12 (5 µg) täglich. In Klammern sind die Durchschnittswerte angegeben, die die Deutschen mit der Nahrung zu sich nehmen.
An Folsäure und Vitamin B6 mangelt es (Kapitel I.2). Diese Vitamine können über Vitamintabletten ergänzt werden.

Vitamin B6 kurz und bündig!

Würde man die Bedeutung eines Vitamins nach der Anzahl der biochemischen Reaktionen, an denen es beteiligt ist, beurteilen, dann wäre Vitamin B6 – Pyridoxin – sicherlich ganz weit vorne. Hier nur eine kleine Auswahl, wobei Ihnen Vitamin B6 helfen kann. Die Mengenangaben beziehen sich auf die tägliche Einnahme.
Vitamin B6 …

- hilft bei der Umwandlung von Tryptophan, einem Eiweißbestandteil in Serotonin, dem „Glückshormon"
- ist notwendig für die Synthese von Vitamin B3 aus Tryptophan

- 25 bis 100 mg werden bei Hormoneinnahme – zum Beispiel Kortison oder Pille benötigt
- senkt den Homocysteinspiegel: 3 bis 25 mg (Kapitel II.6.1)
- lindert deutlich Schmerzen bei Karpal-Tunnel-Syndrom: 100 bis 400 mg (Kap. II.2)
- hilft bei Regelbeschwerden: 50 bis 100 mg
- steigert die Vermehrung bestimmter Immunzellen
- reduziert Nebenwirkungen bei Tuberkulosemitteln, Penicillin und Strahlentherapie: 50 bis 300 mg
- natürliches, harntreibendes Mittel: 50 bis 300 mg
- Vitamin B6, B12 und eine Reihe weiterer Nährstoffe – intravenös – lindern Fibromyalgie-Symptome (Massey 2007)
- wirkt abschwellend und schmerzlindernd auf Gelenke bei Rheuma, Arthritis, Ödemen und ähnlichen Erkrankungen und Beschwerden: 50 bis 500 mg

Vitamin B12 kurz und bündig!

- Verwirrtheit, Gedächtnisstörungen, Kribbeln in Armen und Beinen können bei älteren
- Menschen auch an einem Vitamin B12 Mangel liegen (Smith 2009).
- Vitamin B12 – 1000 bis 3000 µg intramuskulär – zeitweise, und Vitamin B6 – etwa 150 mg täglich – helfen bei diabetischer Neuropathie (Townsend Letter 08/09 2006)
- hilft gegen chronische Müdigkeit (1000 µg intravenös)
- heilt Perniziöse Anämie, die „bösartige Blutarmut“, die eigentliche Vitamin B12-Mangelkrankheit
- hilft, den Homocysteinspiegel zu senken

Folsäure kurz und bündig!

Sie verhindert Neuralrohrdefekte – Spina bifida = offener Rücken – bei Ungeborenen, das heißt, alle Frauen im gebärfähigen Alter sollten Folsäure ergänzen: 400 bis 600 µg täglich. Da sich das Neuralrohr sehr früh in der Schwangerschaft schließt, kann es, wenn die Schwangerschaft mit einiger Verzögerung festgestellt wird, zu spät sein.

- hilft, den Homocysteinspiegel zu senken
- reduziert sehr wahrscheinlich das Risiko für Darmkrebs: 800 µg
- erhöhter Bedarf bei Alkoholkonsum, im Alter oder bei Verdauungsstörungen: 800 bis 2000 µg
- wichtig für die Produktion von roten Blutkörperchen und der Synthese des Erbmaterials

II.7.1 Wie viel von diesen Vitaminen braucht der Mensch?

Die bisherigen Ausführungen in diesem Kapitel begründen in den meisten Fällen eine Nahrungsergänzung. Die notwendigen Mengen sind um ein Vielfaches größer als die Empfehlungen der DGE, beziehungsweise das, was man mit der „5-am-Tag"-Diät erreichen kann (Kapitel I.2). Die Task-Force Coronary-Heart-Disease empfiehlt eine tägliche Nahrungsergänzung von 400 bis 1000 µg Folsäure, 25 mg Vitamin B6 und 500 µg Vitamin B12, wenn der Homocysteinspiegel durch Ernährung nicht unter einen kritischen Wert von 12 µmol (micromol) sinkt. Kennen Sie etwa ihren Homocysteinwert? Bei einer normalen Blutuntersuchung wird er jedenfalls nicht ermittelt. Schätzungsweise gehen in Deutschland jährlich über 10 000 Herzinfarkte auf das Konto eines erhöhten Homocysteinspiegels. Diese Menschen hatten wahrscheinlich über Jahre hinweg einen erhöhten Homocysteinspiegel, ohne es zu wissen. Hätten sie die oben empfohlenen Mengen substituiert, wäre dieser Risikofaktor für Herzinfarkte auszuschalten gewesen.

II.8

England in der Dunkelheit – Vitamin D

Von Rachitis der Vitamin D-Mangelkrankheit haben viele Leser sicherlich schon mal gehört. Vor allem Kinder mussten früher darunter leiden. Bereits im Jahr 1645 beschrieb der englische Arzt Daniel Whistler in seiner Doktorarbeit eine Krankheit unbekannter Ursache, die in England weit verbreitet war. Er bezeichnete sie als „englische Krankheit" – Rachitis: „*... die gesamte Knochenstruktur ist weich wie Wachs, so dass die schlaffen und schwachen Beine kaum das Gewicht des Körpers zu tragen vermögen; daher geben die Unterschenkelknochen der Last nach und biegen sich nach innen, während die Oberschenkel sich einander zu neigen; der Rücken tritt wegen der Krümmung des Rückgrats in der Lendengegend als Buckel hervor ... die Kranken können vor Schwäche nicht mehr aufrecht sitzen und schon gar nicht stehen ...*"

Wie sehr menschliches Handeln und Streben ein bestehendes Problem verschärfen kann, zeigte sich rund 200 Jahre später. Im Zuge der Industrialisierung schossen in England die Fabrikschlote wie Pilze aus dem Boden und schleuderten ihren Dreck gen Himmel. Und zwar in Mengen, die ausreichten, um die Sonne zu verdunkeln. Das ohnehin sonnenarme England verschwand fast in Dunkelheit. Die Folge: Die Ausbreitung der Rachitis nahm vor allem unter Kindern epidemiologische Ausmaße an. Warum? Sonnenlicht ist notwendig, damit in der Haut des Menschen Vitamin D produziert werden kann. Es wird deshalb auch als „Sonnenscheinvitamin" bezeichnet. Mangel an Sonnenlicht führt zu einem Mangel an Vitamin D und somit zur Rachitis. Da man aber die Sonne nicht per Knopfdruck anknipsen kann, musste etwas anderes her, um die Rachitis zu heilen. Vor nicht allzu langer Zeit, und die Älteren unter Ihnen können sich vielleicht noch daran erinnern, wurde Rachitis mit Lebertran behandelt. Dieses widerliche Zeug wurde den Kindern eingeflößt, damit sie starke Knochen bekämen. Lebertran ist unter anderem eine hervorragende Quelle für Vitamin D und sehr wohl in der Lage die Rachitis bei Kindern und die Osteomalazie, „Rachitis bei Erwachsenen", zu verhindern oder auch zu heilen. Vitamin D ist unerlässlich, damit Calcium in die Knochen eingebaut werden kann. Es gibt zwei Verbindungen mit Vitamin D-Aktivität. Man nennt sie Vitamin D2 – Ergocalciferol und Vitamin D3 – Cholecalciferol. In der Haut entsteht aus der Vorstufe 7-Dehydrocholesterol unter Einwirkung von UV-Strahlung Vitamin D3. 7-Dehydrocholesterol wiederum wird aus Cholesterin gebildet. Streng genommen ist Vitamin D also kein Vitamin, da es der Körper bei genügend Sonnenlicht selbst herstellen kann. Vitamin D2 ist vorwiegend in Pflanzen und Vitamin D3 in fettem Fisch und Lebertran enthalten. Diese beiden Verbindungen sind jedoch nicht gleichwertig. Die biologische Aktivität des Vitamin D2 in der pflanzlichen Nahrung beträgt etwa nur ein Drittel von der des Vitamin D3. Das bedeutet, dass Vitamin D3 aus tierischen Nahrungsmitteln „wertvoller" ist.

Vitamin D kurz und bündig!

- Vitamin D wirkt antientzündlich und immunmodulatorisch
- Vitamin D wird in der Haut durch UV-Strahlung gebildet
- Vitamin D sorgt für starke Knochen
- Vitamin D beugt Krebs vor (Garland 2006)
- Vitamin D hilft bei MS, rheumatoider Arthritis, Herzerkrankungen, Diabetes (Goldberg 1986, Holick 2004, Norman 2008)
- Vitamin D hilft bei Psoriasis (Perez 1996, Morimoto 1986)
- Vitamin D-Ergänzungsmittel sind besonders wichtig für Übergewichtige, Ältere und in nördlichen Breiten für Menschen mit dunkler Haut, da bei ihnen das Risiko für einen Vitamin D-Mangel besonders hoch ist.

II.8.1
Wie viel Vitamin D braucht der Mensch?

Vitamin D ist in den letzten 11 Jahren zum Star unter den Vitaminen geworden. Ob Infektionen, Bluthochdruck, verschiedene Krebsarten, Multiple Sklerose, Hauterkrankungen, Herzinfarkte oder Morbus Crohn - Vitamin D spielt hierbei eine zentrale Rolle.

Und wie die Forschungsergebnisse der letzten Jahre zeigen: Wir alle brauchen viel mehr Vitamin D als wir dachten. Die üblichen Empfehlungen der nationalen Ernährungsbehörden liegen für Erwachsene je nach Alter und Geschlecht inzwischen bei 200 bis maximal 1000 I. E. (Internationale Einheiten; 40 I. E. = 1 µg). 100 g Wildlachs enthalten etwa 600 I. E., wobei Zuchtlachs nur etwa 200 I. E. je 100 g enthält. Ein viertel Kilo Champignons liefert etwa 200 I. E. Vitamin D. Ein ausgedehnter Sonnentag – ohne Sonnenbrand bitte! – kann bis zu 10 000 I. E. liefern. Wer regelmäßig fetten Fisch isst und sich viel im Freien bewegt, der kann einen Teil des benötigten Vitamin D auf natürliche Weise abdecken. Ob es reicht, ist nicht sicher.

Und dass es nicht reicht, musste ich leider an mir selbst feststellen!

Im September 2012, also am Ende des Sommers, wo der Vitamin D-Spiegel recht hoch sein sollte, hatte ich zum ersten Mal mein Vitamin D-Serumwert messen lassen. Das ganze Frühjahr und den Sommer über hielt ich mich viel im Freien auf, aß viel fetten Seefisch und ergänzte ca. 1000 I. E. Vitamin D täglich. Ich ging zumindest davon aus, dass ich keinen ausgeprägten Mangel haben würde. Irrtum! Messwerte lügen nicht. 11,6 Nanogramm pro Milliliter (ng/ml). Das ist grottenschlecht. Dieses Ergebnis lag aber nicht an meiner Lebensweise, sondern an Aufnahme- und Verwertungsstörungen welcher Art auch immer.

In Deutschland gilt man als gesund, wenn der Vitamin D- Serumwert über 20 ng/ml liegt. Man muss die Grenzwerte nur niedrig genug halten, bis man eine 100 %ig gesunde Bevölkerung hat. Nach neuen Erkenntnissen sollte er über 30 ng/ml (US-Werte 30–100 ng/ml) und für eine vernünftige Brust- und Darmkrebsprophylaxe über 38 ng/ml liegen (Garland 2009). Optimale Krebsprävention liegt möglicherweise erst vor, wenn der Serumwert bei 60–80 ng/ml liegt (Garland 2011). Bei Morbus Crohn ist ein Wert von mindestens 40 ng/ml (Yang 2013) nötig. Um über ein gewisses Sicherheitspolster zu verfügen, wäre meiner Meinung nach ein Wert von 55-65 ng/ml erstrebenswert. Normalerweise müsste man der gesamten Bevölkerung zusätzliches Vitamin D (und eigentlich auch noch viele andere Vitamine) empfehlen. Die meisten Menschen werden 2000 I. E. oder deutlich mehr täglich benötigen. Viele sogar ganzjährig. Im Sommer sinkt der Bedarf etwas.

Nach vier monatiger Einnahme von 4000 I. E. täglich ergaben erneute Messungen 30,1 bzw. 27,8 ng/ml. Das war immer noch zu wenig, daher habe ich die Dosis auf 10 000 I. E. täglich erhöht. Neue Messung nach zwei Monaten: 61,1 ng/ml. Meine letzte Messung ergab einen Wert von 75,5 ng/ml bei einer Einnahme von 100 000 IE. pro Woche. Toxizitätserscheinungen sind erst bei 50 000 I. E. täglich (Murray 2008), einem Serumwert von 150 ng/ml (Holick 2007) bzw. 200 ng/ml (Garland 2011) zu erwarten. Das bedeutet, dass Dosierungen von 20 000–40 000 I. E. täglich als sicher einzustufen sind.

Wenn Sie dauerhaft 10 000 I. E. oder mehr Vitamin D täglich nehmen, überprüfen Sie unbedingt Ihren Serumspiegel!

Auch hier zeigt sich wieder, dass die „5-am-Tag-Diät", die maximal 500 I. E. Vitamin D täglich enthält, keine optimalen Nährstoffmengen liefert. In einer Analyse von 63 Studien (Garland 2006) zum Zusammenhang von Krebs und Vitamin D ergab sich bei der Mehrheit der Studien, dass hohe Vitamin D-Plasmaspiegel, beziehungsweise eine ausreichende Sonnenexposition vor allem das Darmkrebsrisiko senkt. In einer vier Jahre dauernden Studie an Frauen über 55 Jahre wurde gezeigt, dass durch die Einnahme von 1500 mg Calcium und 1100 I. E. Vitamin D3 täglich das Krebsrisiko insgesamt um 60 Prozent gesenkt werden konnte (Lappe u. a. 2007).

Wie dramatisch der Vitamin D-Mangel ist, lässt sich daran erkennen, dass der international anerkannte Vitamin D-Experte Michael Holick (2008) einen Artikel mit dem Titel „Vitamin D-Deficiency: a worldwide Problem with health consequences" überschrieb. Je nach Alter, Körpergewicht, Hautfarbe, Jahreszeit und Region – abhängig vom Breitengrad – haben 30 bis 100 Prozent der Bevölkerung einen Vitamin D-Mangel. Am Ende des Winters ist der Vitamin D-Mangel verständlicher Weise am ausgeprägtesten. Holick schreibt: „Niemand ist gegen einen Vitamin D-Mangel immun!" In den USA ist der Vitamin D-Mangel ebenfalls stark verbreitet, obwohl dort gängige Lebensmittel wie Milch und Orangensaft mit 50 I. E./100 ml angereichert werden. In Deutschland findet keine Anreicherung statt! Für Übergewichtige Menschen ist der Effekt von Nahrungsergänzungsmitteln deutlich wichtiger als der des Sonnenlichts, da sie viel schlechter als schlanke Personen in der Lage sind, Vitamin D3 zu nutzen. Dies könnte damit zusammenhängen, dass sich bei ihnen das in der Haut entstehende Vitamin D3 vermehrt im Körperfett anreichert und der Blutplasmaspiegel aus diesem Grund zu gering ist. Holick (2007) empfiehlt für diese Personengruppe täglich mindestens 1000 bis 2000 I. E. Vitamin

D3. Besonders gefährdet für einen Vitamin D-Mangel sind auch ältere Menschen, da Sonnenlicht in ihrer Haut – im Vergleich zu jungen Erwachsenen nur noch zu 25 Prozent für die Vitamin D Produktion genutzt werden kann, so dass die Einnahme eines Nahrungsergänzungsmittels unumgänglich ist. Eine weitere Risikogruppe für Vitamin D-Mangel sind Menschen mit sehr dunkler Haut, wenn sie in Deutschland oder anderen sonnenarmen Regionen leben. Die Vitamin D3-Synthese in der Haut kann bei dieser Personengruppe um bis zu 99 Prozent absinken.

III

Spannender als man glaubt – Vitamin E, Studien-Tricks und die Medien

„Die Wahrheit ist eine unzerstörbare Pflanze. Man kann sie ruhig unter einem Felsen vergraben, sie stößt trotzdem durch, wenn es an der Zeit ist."

Frank Thiess [deutscher Schriftsteller, 1890–1977]

1. Ein besonderer Fall – Vitamin E
2. Sie werden hinters Licht geführt
3. Vitamine und Medien

III.1
Ein besonderer Fall – Vitamin E

Im Gegensatz zu den bisher besprochenen Vitaminen gibt es beim Vitamin E keine typische Mangelkrankheit. 1922 wurde Vitamin E von H. M. Evans und K. S. Bishop entdeckt. Das Vitamin konnte die Unfruchtbarkeit von Ratten beseitigen, die man zuvor auf eine Vitamin E freie Diät gesetzt hatte. Evans schlug den Namen Tocopherol vor (griech.: tocos = Geburt; phero = hervorbringen). Die Forschergruppe um Evans isolierte1936 das natürliche Vitamin E, = d-alpha-Tocopherol = RRR-alpha-Tocopherol, erstmals aus Weizenkeimöl. Es gibt auch ein vollsynthetisches Vitamin E, = d,l-alpha-Tocopherol = all-rac-Tocopherol. Um beide Substanzen vergleichen zu können, gibt man die Mengen nicht in Milligramm, sondern in Internationalen Einheiten an (I. E.). Sie sind ein Maß für die biologische Aktivität.
Aus Fruchtbarkeitsexperimenten an Ratten wurde folgender Zusammenhang ermittelt:

1 mg synthetisches Vitamin E = *1 I. E. Vitamin E
1 mg natürliches Vitamin E = 1,49 I. E. Vitamin E, beziehungsweise
1 mg natürliches Vitamin E = 1, 49 mg synthetisches Vitamin E

* Die tägliche Aufnahme mit der Nahrung beträgt etwa 10 bis 15 I. E

Diese Beziehung darf nicht als exakte Gleichung verstanden werden. Sie ermöglicht nur einen „groben“ Vergleich. In der Praxis hat sich herausgestellt, dass es besser ist, natürliches Vitamin E beim Menschen zu verwenden. Bei den anderen Vitaminen gibt es keinen Unterschied zwischen natürlicher und synthetischer Herkunft. Schon kurz nach seiner Isolierung 1936 begannen die Pioniere der Vitamin E-Therapie, die Gebrüder Shute, es bei verschiedensten Herz-Kreislauferkrankungen einzusetzen. So wurde Vitamin E bereits 1936 bei Anginasymptomen, 1940 bei der Atherosklerose und 1946 bei Thrombosen erfolgreich angewendet. Die Shutes verwendeten für ihre Patienten natürliches Vitamin E in Dosierungen von 450 I.E bis 1600 I.E täglich, in einigen Fällen auch 2000

I. E. oder mehr, insgesamt durchschnittlich 800 I. E. Mit ihren Büchern *Alpha Tocopherol and Cardiovascular Disease, The Heart and Vitamin E* und *Vitamin E for Ailing Hearts* sorgten die Shutes für Aufsehen und weckten große Hoffnungen. Eine oder wenige Vitamin E-Kapseln sollten der Menschheit bei einer ihrer schwerwiegendsten Krankheiten deutliche Linderung oder gar Heilung bringen. Das schien zu verlockend, und die Kritiker ließen auch nicht lange auf sich warten. Erst in den 90er Jahren (!) entschied sich das medizinische Establishment, in Studien zu klären, ob Vitamin E bei verschiedenen Herzerkrankungen einen therapeutischen Wert besitzt. Betrachten wir sie unter dem Aspekt: „Wie viel Vitamin E braucht der Mensch?"

Vitamin E kurz und bündig!

Vitamin E …

- ist das wichtigste fettlösliche Antioxidans, denn es schützt Zellen vor aggressiven Sauerstoffverbindungen.
- reduziert das Risiko von Prostatakrebs.
- reduziert das Risiko von Herzerkrankungen.
- in der Menge von 1500 mg plus 500 µg Selen wird die Sterblichkeit bei Pankreatitis von 35 Prozent auf 0 bis 2 Prozent gesenkt (Kuklinski 1992).
- in der Menge von 1300 mg plus 200 µg Selen wird die Sterblichkeit von Alkohol bedingten Leberschäden von 36 Prozent auf 6 Prozent gesenkt (Kuklinski 1992).
- wirkt antiviral, sogar gegen Hepatitis C: 800 I. E täglich (v. Herbay 1997)
- reguliert mit 600 I. E täglich (Manzella 2001) bei Diabetikern die Herzfunktion, senkt den Langzeit-Blutzucker-Wert und reduziert die Albuminausscheidung: 680 I. E plus 1250 mg Vitamin C täglich (Gaede 2001)
- lindert Arthrose Beschwerden
- verstärkt die Wirkung von Aspirin, das heißt, Patienten benötigen weniger Aspirin bei Arthritis (Abate 2000)
- wirkt antientzündlich, so dass die Einnahme von Aspirin oder Kortison verringert werden kann

- reduziert nicht tödliche Herzinfarkte um 77 % (Stephens 1996)
- reduziert Prostatakrebsrisiko um 32 % bei Rauchern (ATBC 1994)
- und Vitamin C reduzieren Voranschreiten der Atherosklerose bei Männern um 45 % (Salonen 200)
- wirkt besser als Standard-Medikament gegen Lebererkrankungen (800 I. E. tgl.) (Sanyal 2010)
- wirkt erfolgreich gegen Hepatitis C (800 I. E. tgl.) (Herbay 1997)
- verlängert das Leben von Alzheimer Patienten (2000 I. E. tgl.) (Pavlik 2009)
- als natürliches Vitamin E-Succinat hemmt das Tumorwachstum (Prasad 1982, 2003)
- in Form von Gamma-Tocopherol und Tocotrienole verursachen Zelltod in Krebszellen (Jiang 2004, Sakai 2004)

III.1.1
Wie viel Vitamin E braucht der Mensch?

Die üblichen Empfehlungen der verschiedenen nationalen Ernährungsbehörden liegen etwa bei 10 bis 20 I. E. täglich. Diese Menge erhielte man, würde man beispielsweise jeden Tag 20 ml Rapsöl und 200 g rohe Paprika zu sich nehmen. Die Gegner der Nahrungsergänzung meinen, das sei ausreichend. Ganz abgesehen davon, ob es überhaupt praktikabel ist, den Bedarf an Vitamin E in vielen Situationen (siehe unten) – über die Ernährung zu decken, möchte ich im Folgenden die Argumente der Gegner einer Nahrungsergänzung widerlegen und daraus eine erhöhte Zufuhr an Vitamin E begründen. Anhand von fünf Studien – SELECT, GISSI, HOPE, CHAOS und ATBC – soll exemplarisch gezeigt werden, dass teilweise wissenschaftlich unsauber gearbeitet wurde, und wie dies unzulässige und falsche Schlussfolgerungen nach sich zog. Mit der daraus abgeleiteten Annahme, Vitamin E sei bei verschiedenen Herzerkrankungen nutzlos, wandelte sich die anfängliche Hoffnung bezüglich des Vitamin E in eine große Hoffnungslosigkeit. Ich nehme es vorweg: Diese Schlussfolgerung ist falsch. Zunächst stelle ich Ihnen die „negativen Studien“ SELECT, GISSI und HOPE vor und zeige, wie diese Studien falsch interpretiert wurden. Die positiven Studien behandle ich anschließend.

Starten wir mit der SELECT-Studie (SELECT 2011)

Anhand dieser ersten Studie, die ich zum Thema Vitamin E behandle, werde ich auch ausführlicher auf die Chemie des Vitamin E eingehen. Es wird dadurch verständlich, warum es zu negativen Studienergebnissen kommen kann.
Vor einigen Jahren wurde ich im Freundes- und Bekanntenkreis vermehrt gefragt, ob Vitamin E die Sterblichkeit- bzw. das Krebsrisiko erhöht. Man hätte da was gehört oder gelesen. Hintergrund waren die im Oktober 2011 erschienenen Artikel in unterschiedlichen Medien (z. B. Focus 42 / 2011) zu diesem Thema, die auf der so genannten SELECT-Studie beruhen. Im Laufe der Jahrzehnte, in denen ich mich nun mit dem Thema Vitamine und Nahrungsergänzung beschäftige, habe ich ein Raster entwickelt, anhand dessen man recht schnell die Qualität einer wissenschaftlichen Studie bzw. Arbeit erkennen kann. Dies sind u.a. allgemeingültige Kriterien wie Dosis, Dauer, Zeitpunkt einer Intervention und Unabhängigkeit. Sind ein oder mehrere Kriterien nicht erfüllt, dann kann so eine Studie wertlos sein. Beim Vitamin E kommt ein weiteres sehr wichtiges Kriterium hinzu: Welche Art Vitamin E wurde verwendet? Vitamin E ist eine Sammelbezeichnung für verschiedenste ähnliche aber eben nicht identische Substanzen oder Substanzgemische. Im Gegensatz zum Vitamin C und einigen anderen Vitaminen, die nur durch ein Molekül darstellbar sind, gilt dies für das Vitamin E nicht. Man kann Vitamin E im Wesentlichen in vier Kategorien einteilen:

1. Synthetisches Vitamin E (all-rac-alpha-Tocopherol = d,l-alpha-Tocopherol, und deren Ester)
2. Natürliches Vitamin E (RRR-alpha-Tocopherol = d-alpha-Tocopherol, und deren Ester)
3. Gemischte Tocopherole (d-alpha, d-beta, d-gamma und d-delta Tocopherol)
4. Gemischte Tocotrienole (d-alpha, d-beta, d-gamma und d-delta Tocotrienol)

Es gibt darüber hinaus auch noch so genannte Tocomonoenole, die aber bisher wenig erforscht sind. Der nach derzeitigem Wissensstand mit

Abstand schlechteste Vitamin E-Standard ist das synthetische Vitamin E. Jetzt raten Sie mal, welches Vitamin E in der SELECT-Studie verwendet wurde? Wen wundert's? – synthetisches Vitamin E. An dieser Stelle können Sie die Studie im Prinzip schon vergessen. Es ist seit 50 Jahren bekannt, dass natürliches Vitamin E deutlich besser ist. Bis vor einigen Jahren war das auch der beste Standard. Positive Interventionsstudien wurden meist mit natürlichem Vitamin E durchgeführt (z. B. CHAOS und ASAP). Es ist einfach nur noch peinlich, wenn Wissenschaftler im Jahr 2011 ihren Namen für eine Studie hergeben, die mit synthetischem Vitamin E durchgeführt wurde. Man sollte diese Leute wirklich der Lächerlichkeit Preis geben. Aber warum tut man sich so etwas als Wissenschaftler an?
Schaut man auf die letzte Seite der Studie, so findet man dort die Sparte „Interessenkonflikte". Es ist das „who is who" der Pharmaindustrie. Astra Zeneca, Merck, Pfizer, Sanofi-Aventis, Abott, Glaxo-Smithkline, Amgen, Novartis, Firmagon. Ich hoffe, ich habe niemanden vergessen. Wer glaubt hier wirklich an eine unabhängige Forschung?
Anhand eines einfachen Modells, was ich als Bauarbeiter-Modell des Vitamin E (alpha-Tocopherol) bezeichne, möchte ich Ihnen den Unterschied zwischen synthetischem und natürlichem Vitamin E verdeutlichen.

Das Bauarbeiter-Modell des Vitamin E (alpha-Tocopherol)
Wir stellen uns zwei Bauarbeitertrupps vor, die jeweils aus acht Arbeitern bestehen (es muss eine durch acht teilbare Zahl sein, also z.B. die acht selbst). Jeder Bauarbeiter ist mit Schutzhandschuhen, Schutzjacke und Werkzeug ausgestattet. Jeder Bauarbeiter ist darüber hinaus Rechtshänder.

Trupp 1:
Jeder Bauarbeiter trägt die Handschuhe korrekt, d.h. linker Handschuh auf der linken Hand und entsprechend den rechten Handschuh. Jeder Bauarbeiter trägt seine Schutzjacke korrekt, also Ärmel von hinten. Jeder Bauarbeiter benutzt Werkzeug für Rechtshänder.
Fazit: Acht gleich ausgestattete Bauarbeiter, die schnell, präzise und sicher (minimales Unfallrisiko) Arbeiten können. Dieser Trupp entspricht dem natürlichen Vitamin E

Trupp 2:
Nur ein Bauarbeiter ist so optimal ausgestattet wie im Trupp 1. Sechs Bauarbeiter haben ein oder zwei der folgenden Handicaps: Schutzjacke mit Ärmeln von vorne, Handschuhe vertauscht oder Linkshänder Werkzeug. Ein Bauarbeiter hat alle drei Handicaps. Er trägt also die Ärmel der Schutzjacke von vorne, hat vertauschte Handschuhe und benutzt als Rechtshänder Linkshänder Werkzeug.
Ich stelle mir das gerade vor...
Fazit: Dieser Trupp aus acht ungleich ausgestatteten Bauarbeitern arbeitet langsam, unpräzise und fehlerhaft (hohes Unfallrisiko). Dieser Trupp entspricht dem synthetischen Vitamin E.

Info: Die Ausstattung der Bauarbeiter (Handschuhe, Jacke und Werkzeug) entspricht den drei Chiralitätszentren im alpha-Tocopherol. Die acht identisch ausgestatteten Bauarbeiter aus dem Trupp 1 entsprechen dem reinen R,R,R-alpha-Tocopherol Stereoisomer. Die jeweils acht unterschiedlich ausgestatteten Bauarbeiter aus dem Trupp 2 entsprechen dem all-rac-alpha-Tocopherol, das aus acht verschiedenen Stereoisomeren besteht.

Wenn Sie dieses Modell verinnerlichen, haben Sie eine sehr gute Vorstellung davon, dass diese beiden Vitamin E-Formen im menschlichen Körper unterschiedlich wirken. Einen Arbeitgeber, der Trupp 2 für Bauarbeiten einsetzen will, würde man als komplett irre bezeichnen. Und jetzt übertragen Sie das mal auf die SELECT-Studie und ihre Autoren.
Mittlerweile sind natürliche gemischte Tocopherole und Tocotrienole „en vogue". Diese sind noch besser wirksam als natürliches Vitamin E (d-alpha Tocopherol). Dies lässt sich aber nicht mehr in einem einfachen Modell wiedergeben. Es ist auch seit 30 Jahren bekannt (Prasad 1982 u. 2003 s.u.), dass d-alpha-Tocopherolsuccinat (besondere Esterform des natürlichen Vitamin E) und nicht das in dieser Studie verwendete all-rac-Tocopherolacetat das Tumorwachstum hemmen. Ebenso ist bekannt, dass gamma-Tocopherol und ganz besonders Tocotrienole den Tod von Krebszellen einleiten (Jang 2004, Sakai 2004 s.u.). All diese wissenschaftlichen Fakten wurden ignoriert. Aus Unwissenheit wohl kaum. Wenn man also eine Studie konstruieren will, die nichts bringen soll, dann macht man es wie die Autoren der SELECT-Studie. Schlechte Wissenschaft! Und ganz

schlechter Wissenschaftsjournalismus! Die „deutsche Journalie" ist beim Thema Nahrungsergänzung mindestens auf einem Auge blind. Oder sie ist fachlich so schlecht, dass sie die Schwächen in solchen Studien nicht erkennt. Ich meine damit so ziemlich alle Ihnen bekannten Tageszeitungen, Magazine und Fernsehsender!!

Wenn Sie zum Thema Vitamine, Orthomolekular- und Anti-Aging-Medizin umfassend informiert sein wollen, müssen Sie sich andere Quellen erschließen.

Es gibt bis heute nur wenige Interventionsstudien, die wirksame Vitamin E-Formen in optimalen Dosen und Kombinationen mit anderen Substanzen benutzt haben. Die SELECT-Studie gehört ganz klar nicht dazu. Warum machen die Welt größten Pharmafirmen so etwas wohl nicht? Na, das muss bestimmt an den Kosten liegen. Sie erkennen bereits den unglaublichen wissenschaftlichen Nährwert dieser Studie. Und ich bin auf die Zahlen noch gar nicht eingegangen. Das kommt jetzt! Diese angeblich neue Studie, die im Oktober 2011 veröffentlicht wurde, ist der 2. Teil einer im September 2008 beendeten und im Januar 2009 veröffentlichten Studie. Damals gab es keine statistische Signifikanz hinsichtlich irgendeiner Krebserkrankung. Nun gab es ausschließlich hinsichtlich des Prostata-Krebs-Risikos eine statische Grenzsignifikanz (Vertrauensintervall: 1,004–1,36). Im Mittel ergibt sich dann daraus die in Medien breit getretene Zahl von 17 % erhöhtem Risiko. Man kann es nicht oft genug sagen, es wurde das schlechteste Vitamin E überhaupt verwendet. Wenn ein erhöhtes Krebsrisiko besteht, dann müsste sich das ja auch in den Todesfällen irgendwie niederschlagen. Und siehe da, da war alles genau umgekehrt. Für Vitamin E + Selen ergab sich absolut eine 0,25 % bzw. relativ 4 % geringere Gesamtmortalität, die aber auch nicht statistisch signifikant war. **Insgesamt gab es weder für Vitamin E, Selen oder der Kombination eine signifikante Erhöhung oder Erniedrigung der Gesamtmortalität**. Und es gibt weitere Ungereimtheiten:

Der Witz ist nämlich, dass Selen alleine und Vitamin E + Selen das Prostatakrebsrisiko nicht signifikant erhöhen. Wie kann das sein? Das ist Nonsens! Vitamin E + Selen wirken synergistisch. Wenn Vitamin E das Risiko erhöhen würde, dann Vitamin E + Selen doch erst recht. Die Autoren „erklären" das wie folgt, ich zitiere (Seite 1554):

„There was not a statistically significant increased risk of prostate cancer in

the Vitamin E and selenium combination group, suggesting that selenium may have a protective effect by dampening the increased risk associated with vitamin E alone"...

Die Autoren drehen mal soeben die gültige Biochemie um. Auf einmal sollen nämlich Vitamin E und Selen entgegengesetzt wirken. Hauptsache unsere „tolle Studie" stimmt. Hier hört's wirklich auf.

Das passt alles nicht zusammen. Es ist eben diese grenzwertige Signifikanz und die Verwendung von synthetischem Vitamin E, die zu unhaltbaren Aussagen führt.

Nur so viel: Es ist auch möglich, zu „beweisen", dass ein nicht gezinkter Würfel „gezinkt" ist. Man muss dazu nur „das Gesetz der großen Zahl" verletzten.

Welches Vitamin E soll ich nehmen?

Synthetisches Vitamin E sollten Sie nicht nehmen oder wollen Sie, dass Trupp 2 Ihr Haus baut? Wobei auch hier kleinere Mengen, nicht mehr als 300 I.U. noch als unbedenklich gelten. Die meisten Leute benutzen wohl das natürliche Vitamin E. Es ist sehr kostengünstig und liefert schon viele, wenn auch nicht alle Vorteile, die die Vitamin E-Formen, die unter Punkt 3 und 4 aufgeführt sind, zu bieten haben. Tocopherol- und Tocotrienolgemische sind sehr teuer, so dass viele Menschen davon abgeschreckt werden. Und man muss auch ehrlich sein. Viele Leute, die heute Tocopherolgemische predigen, nehmen diese auch erst seit kurzem. Die Gründe sind ganz einfach. Früher gab es so etwas noch nicht. Wer also seit 20, 30 oder 40 Jahren Nahrungsergänzung betreibt, kann gar nicht mit Tocopherol- und Tocotrienolgemischen angefangen haben. Ich habe 1991 mit der Vitamin E-Supplementierung begonnen. Über 18 Jahre habe ich 400 I. E. natürliches Vitamin E täglich eingenommen. Das war früher der beste Standard. Es gab nichts anderes. Und es war billig. Für einen Studenten nicht ganz unwichtig. Zur Zeit nehme ich etwa 700 mg täglich eines natürlichen Tocopherolgemisches. Tocotrienole sind mir immer noch zu teuer. Und vielleicht zeigt uns die Forschung in einigen Jahren, dass Tocomonoenole besonders wirksam gegen Krebs und Herzerkrankungen sind. Wer weiß das schon? Wenn sich jemand ganz neu mit dem Thema beschäftigt, rate ich im ersten Schritt eigentlich immer zum sehr preiswerten natürlichen Vitamin E.

GISSI-Studie (GISSI 1999)

Sie wird gerne zitiert um zu „beweisen", dass Vitamin E nutzlos sei. Diese Studie untersuchte über einen Zeitraum von knapp zwei Jahren, ob synthetisches Vitamin E, beziehungsweise Fischöl (Omega-3-Fettsäuren) Hochrisiko-Patienten vor einer erneuten Herz- oder Gefäßerkrankung, etwa einem Infarkt oder Schlaganfall, schützen kann. Es wurden vier Gruppen von Patienten gebildet, die folgende Substanzen eingenommen haben:

I. Placebo
II. Omega-3-Fettsäuren: EPA und DHA, ca. 900 mg
III. Vitamin E. Synthetisch: 300 I. E.
IV. Vitamin E und Omega-3-Fettsäuren

In der Fischöl-Gruppe (II) gab es ein tolles Ergebnis. Die Anzahl bestimmter Endpunkte – die Gesamtzahl aller tödlichen Ereignisse – konnte im Vergleich zur Placebo-Gruppe um bis 20 Prozent reduziert werden. Bei den Vergleichen Vitamin E (III) mit Placebo (I) und Vitamin E und Omega-3-Fettsäuren (IV) mit Omega-3-Fettsäuren (II) gab es in diesem Punkt keine Reduktion bei den tödlichen Ereignissen. Die Schlussfolgerung der Autoren dieser Studie und fast aller, die diese Studie zitieren lautet dann, Vitamin E habe bei Herz- und Gefäßerkrankungen keinen Wert. Das ist definitiv falsch! Richtig ist vielmehr: Das synthetische Vitamin E hat in Dosierungen bis 300 I. E. bei der Verminderung der Gesamtzahl aller tödlichen Ereignisse keinen Wert. Dieser kleine Unterschied hat eine gewaltige Bedeutung. Wer sagt denn, dass nicht mit 600, 900, 1200 I. E. täglich oder noch größeren Mengen an natürlichem Vitamin E eine Wirkung erzielt wird? Die Gebrüder Shute haben jedenfalls solche Dosierungen verwendet. Oder gelten Dosis-Wirkungs-Beziehungen nur für toxische Medikamente und nicht für sichere Vitamine? Wird hier der Denkvorgang abgekürzt? Schaut man sich die Studie genauer an, so ergibt sich bei „weicheren" Endpunkten, bei denen nur kardiovaskuläre, beziehungsweise plötzliche Todesfälle betrachtet werden, dass Vitamin E dieses Risiko um 20 beziehungsweise 35 Prozent absenken konnte. Von nutzlos kann also überhaupt keine Rede sein. Es ist alles eine Frage der Dosis und des genauen Hinschauens.

Doch etwas Gutes hat die GISSI-Studie gezeigt: Selbst synthetisches Vitamin E ist in Dosierungen bis 300 I. E. absolut sicher! Danke für diesen Beweis! Außerdem gibt es einen Synergismus – das ist eine sich verstärkende Wirkung mehrerer Substanzen – zwischen Vitamin E und Vitamin C (siehe Kapitel V.2, ASAP-Studie). Danach wäre es sinnvoll gewesen, täglich zum Beispiel 800 I. E. natürliches Vitamin E mit 2 g Vitamin C zu kombinieren, um die Gesamtzahl tödlicher Ereignisse zu reduzieren.

Schlussfolgerung aus der GISSI-Studie

Die GISSI-Studie ist kein Beweis für die fehlende Wirksamkeit von Vitamin E bei Herzerkrankungen. Die Gesamtzahl aller Todesfälle konnte nicht abgesenkt werden, da nur eine – und noch dazu zu niedrige – Dosis des synthetischen Vitamin E überprüft wurde. In derselben Studie reduzierte das Vitamin E die Anzahl der kardiovaskulären und plötzlichen Todesfälle um 20, beziehungsweise 35 Prozent. Vitamin E wirkt!

Die Hope-Studie: (Hope 2000)

Diese weltweit durchgeführte Studie weist ebenfalls erhebliche Mängel auf. Immerhin wurden jedoch 400 I. E. natürliches Vitamin E verwendet. Im Wesentlichen ging es darum, Hochrisikopatienten vor einem erneuten Auftreten von tödlichen oder nicht tödlichen Ereignissen bei Herzerkrankungen einschließlich Schlaganfall zu bewahren. Eine Gruppe erhielt ein Placebo, die andere Vitamin E. Viele der Studienteilnehmer lebten in Kanada, wo viel Rapsöl, das reich an alpha-Linolensäure ist, verwendet wird. Das ist eine Omega-3-Fettsäure, die unter anderem positive Wirkungen auf die Fließfähigkeit des Blutes hat. Das gab den kanadischen Patienten einen zusätzlichen Schutzfaktor durch die Ernährung. Was bedeutet, eine

ganze Reihe von Patienten der Placebo-Gruppe hat also in Wirklichkeit eine Substanz genommen, die tendenziell Herzerkrankungen verhindert. Das wurde in der Studie nicht berücksichtigt.
Aber es kommt noch dicker. Die Compliance, die Sicherheit also, ob Patienten ihr Vitamin E überhaupt eingenommen haben, wurde nicht durch Messung des Vitamin E-Plasmaspiegels überprüft. Einige Patienten aus beiden Studiengruppen nahmen sogar privat zusätzliches Vitamin E. Auch diese Mengen wurden nicht spezifiziert.

Schlussfolgerung aus der Hope-Studie

Die Hope-Studie weist erhebliche Mängel auf – Vitamin E-Einnahme der Patienten wurde nicht überprüft, die Vitamin E-Dosierung war zu gering! – so dass sie als Beweis für eine angeblich fehlende Wirksamkeit des Vitamin E bei Herzerkrankungen völlig ungeeignet ist.

Ich möchte auch in Bezug auf diese Studie darauf hinweisen, dass eine Verallgemeinerung der Art: „Die Hope Studie hat bewiesen, dass Vitamin E keinen Nutzen hat", unzulässig ist. Wie bei der GISSI-Studie wurde auch hier keine Dosis-Wirkungsbeziehung ermittelt. Zum Zeitpunkt der Studie war bereits bekannt, dass 400 I. E. Vitamin E täglich bei Hochrisikopatienten zu gering ist. Grundsätzlich muss Vitamin E auch immer mit hoch dosiertem Vitamin C kombiniert werden. Doch etwas Gutes hat auch diese Studie bewiesen: Die Langzeiteinnahme – 4,5 Jahre – von Vitamin E in Dosierungen bis 400 I. E. ist sogar für Hochrisikopatienten unbedenklich! Für gesunde Menschen dann allemal. Danke für diesen Beweis!

Im frühen Stadium einer Atherosklerose ist die vergleichsweise geringe Dosierung von 400 I. E. Vitamin E täglich allerdings von Nutzen (Borovnicar 2000). Nach sechs Monaten Vitamin E-Supplementierung sanken die schlechten Cholesterinwerte signifikant um 8 Prozent gegenüber der Placebo-Gruppe. Ebenso verbesserte sich in der Vitamingruppe der Zustand der Gefäßwand deutlich.

CHAOS-Studie (Stephens 1996):
Sie wurde in England an Hochrisikopatienten durchgeführt. Die Einnahmedauer des Vitamin E betrug im Durchschnitt 510 Tage. Die Dosierungen lagen bei 400 und 800 I. E. Vitamin E täglich. Bei den nicht tödlichen Herzinfarkten ergab sich eine Reduktion von 77 Prozent im Vergleich zur Placebo-Gruppe.

Vitamin E reduziert nicht-tödliche Herzinfarkte um 77 Prozent.

Fairerweise möchte ich natürlich auch die Kritikpunkte der Gegner an dieser Studie nennen. Kritisiert wurde die wechselnde Dosierung. Es wurde in der Tat nicht konsequent die höchste Dosierung von 800 I. E. Vitamin E täglich verabreicht. Doch das hat dem sehr positiven Ergebnis der Studien keinen Abbruch getan, sondern es allenfalls geschmälert. Als weiterer Kritikpunkt wurde angeführt, die Fallzahlen seien absolut gesehen zu gering gewesen, so dass wenige „Einzelfälle" ausreichten, um das positive Ergebnis zu bekommen. Sicher wären größere Fallzahlen noch schlagkräftiger gewesen. Stellt man aber die Missinterpretationen und Mängel der anderen Studien dagegen, so sind kleinere Fallzahlen eher als Schönheitsfehler zu betrachten. Außerdem deutete sich durch diese Studie im Vergleich zur GISSI-Studie eine erste Tendenz in Richtung Dosis-Wirkungs-Beziehung an, die man meiner Meinung nach viel systematischer untersuchen muss.

ATBC-Studie (ATBC 1994, Weinstein 2007)
In dieser Studie ging es unter anderem darum, inwieweit Vitamin E das Auftreten von Prostatakarzinomen verhindern kann. Es wurden über 29 000 Männer – alles Raucher – im Alter von 50 bis 69 Jahren über einen Zeitraum von 5 bis 8 Jahren untersucht. Die eine Gruppe erhielt 50 I. E. synthetisches Vitamin E – extrem wenig! – und die andere ein Placebo. In der Vitamin E-Gruppe sank das Risiko für das Auftreten von Prostatakarzinomen um knapp ein Drittel. Trotz niedriger Dosierung von nur 50 I. E. täglich ein tolles Ergebnis!

Vitamin E reduziert das Risiko für Prostatakrebs um über 30 Prozent.

Ganz allgemein findet man manchmal bei Langzeitstudien mehrjährige Nachbetrachtungen mit dem Ergebnis, dass die Vitamineinnahme keinen Nutzen mehr hatte. Die Gegner einer Vitamin E-Supplementierung argumentieren dann wie folgt: In der langjährigen Nachbetrachtung der Studienteilnehmer gab es zwischen der Vitamin E und der Placebo-Gruppe keinen signifikanten Unterschied in der Häufigkeit von Krankheitsrisiken. Schlussfolgerung der „Gegner“: Vitamin E ist unwirksam, zusätzliche Einnahme ist zwecklos! Diese Argumentation schlägt dem Fass den Boden aus, denn:

1. Wenn eine Studie gezeigt hat, dass man durch zusätzliche Vitamin E-Einnahme sein Krankheitsrisiko über viele Jahre senken kann, dann nehme ich das Vitamin E doch ein. Auch wenn anschließend das Risiko von Placebo- und Vitamin E-Gruppe gleich ist.

2. In einer Nachbetrachtung, die oft nur auf „Nachfragen“ beruht, ist es sehr schwierig die Compliance zu überprüfen, also sicher zu wissen, ob die Teilnehmer der Studie ihr Medikament – in diesem Fall das Nahrungsergänzungsmittel Vitamin E – überhaupt weiter genommen haben.

3. Bei den Patienten handelte es sich oft um ältere bis alte Personen, deren Vitalfunktionen im Laufe der Nachbetrachtungszeit stark abnahm. Es wäre sinnvoller gewesen, darauf mit Alters angepassten, höheren Vitamin E-Dosierungen zu reagieren. Das geschah aber nicht. Selbstverständlich müsste dann natürlich auch die Compliance dieser neuen Dosierung überprüft werden.

Fazit:
In den Abschnitten *Vitamin E kurz und bündig und Wie viel Vitamin E braucht der Mensch?* wurden zahlreiche Belege geliefert, die eine zusätzliche Supplementierung mit Vitamin E begründen.

III.2
Sie werden hinters Licht geführt

In diesem Kapitel möchte ich Sie dafür sensibilisieren, wie die Kontrahenten einer Nahrungsergänzung die Bevölkerung verunsichern, in dem sie mit einer ganzen Reihe von statistischen Tricks und Fehlinterpretationen arbeiten. Im Kapitel III.1 ist dieses Problem schon konkret für das Vitamin E besprochen worden. Hier geht es nun um allgemeine „Trickserei-en". Eine kleine Auswahl soll das verdeutlichen.

1. Tricks mit der statistischen Signifikanz
2. Verallgemeinerungen
3. Meta-Analysen
4. Nur negative Studien zitieren
5. Negative Studien konstruieren
6. „Große Studien" oder einfache Experimente
7. Absurdistan lässt grüßen! Die β-Carotin-Hysterie
8. Zählen oder aussortieren

Zu 1: Tricks mit der statistischen Signifikanz
Ein Klassiker, um die Allgemeinheit zu verunsichern! Es wird oft behauptet, dass eine Studie gezeigt habe, Vitamine seien schädlich und erhöhten sogar das Krebsrisiko, weil zum Beispiel in der Vitamingruppe 5 Prozent mehr Krebsfälle aufgetreten seien. Wobei dieser kleine Wert selber nicht erwähnt wird, wohl deshalb, weil mancher schon ahnt, dass dieser Unterschied bedeutungslos ist, also statistisch nicht signifikant. Was heißt das genau? Stellen wir uns einen ganz normalen Würfel vor, den wir insgesamt 600-mal werfen. Wir erwarten, dass jede Augenzahl im Durchschnitt 100-mal fällt. Genau dieses eine Ergebnis kommt allerdings sehr selten vor. Es kann aber auch sein, dass eine Augenzahl zum Beispiel 105-mal, eine andere nur 98-mal fällt und so fort. Gehen wir nun davon aus, dass die „6" 105-mal gefallen ist. Das wäre ein völlig normales Ergebnis, und die Abweichung vom zu erwartenden Durchschnittswert 100 wäre statistisch nicht signifikant. Das heißt, der Würfel ist in Ordnung. Er

ist nicht gezinkt. Jemand der nun behauptet, dass so ein Würfel gezinkt sei und den Hersteller am besten noch verklagen wollte, würde man als Dummkopf bezeichnen. Leute, die die Allgemeinheit mit diesem Trick verunsichern, sind vielleicht tatsächlich Dummköpfe, oder sie machen es mit Absicht.

Zu 2: Verallgemeinerungen

Verallgemeinerungen ergeben fast immer ein Zerrbild der Realität. So wird oft in einem Satz gesagt: „Vitamine und Mineralstoffe sind in hohen Dosierungen gefährlich, weil…“ Bei genauerer Nachfrage ergibt sich dann, dass die Nebenwirkungen nur auf Mineralstoffe oder Spurenelemente zurückzuführen sind, die in unvernünftiger Weise erhöht eingenommen wurden. Es ist unter den Befürwortern von Nahrungsergänzungsmitteln unbestritten, dass man Mineralstoffe und Spurenelemente nicht um ein gleiches Vielfaches höher dosieren kann, wie die meisten Vitamine. So ist Eisen ein problematisches Spurenelement. Es besteht auch kein Grund, es hoch zu dosieren, außer bei vorübergehenden Mangelzuständen. Doch bei einigen Spurenelementen, wie beispielsweise Zink, ist der therapeutische Spielraum groß. So kann man ohne ernste Nebenwirkungen Mengen von 80 mg – die übliche Empfehlung sind 15 mg – täglich sehr lange Zeit einnehmen. Die Warnung vor angeblichen Gefahren für die Allgemeinheit geht fast immer von wenigen Einzelfällen aus, so zum Beispiel bei der Warnung vor dem fettlöslichen Vitamin A.

Ein gutes Beispiel wie mit Verallgemeinerungen umgegangen wird, ist die *Iowa Women's Health Study (2011).*

Vitamin-Supplemente verkürzen das Leben, so wurde sinngemäß im Herbst 2011 aufgrund der oben zitierten Studie in vielen Medien und im Internet getitelt. Damit bloß niemand zusätzliche Vitamine einnimmt. Weltweit konnten wir das Ergebnis dieser „wissenschaftlichen“ Arbeit in den Medien vernehmen. Schaut man sich die Studie im Detail an, so ergeben sich eine ganze Reihe Unzulänglichkeiten, die den wissenschaftlichen Nährwert dieser Studie erheblich absenkt.

Die wichtigsten Punkte:

1. Die Teilnehmerinnen wurden lediglich bezüglich ihrer Vitamin-Einnahme befragt und das über einen Zeitraum von über 20 Jahren (1986-2008). Es wurden also niemals Blut- und oder Urintests gemacht, um die Angaben überhaupt nur annähernd abzugleichen.
2. Der Medikamentenkonsum (Ausnahme Hormonersatztherapie) wurde weder in der Vitamingruppe noch in der Nicht-Vitamingruppe erhoben. Das ist höflich gesprochen ein Witz!
3. Im mittleren Erhebungszeitraum (1997–2003) wurden die Ernährungsgewohnheiten nicht erhoben. Warum? Dazu machen die Autoren überhaupt keine Angaben.
4. Zu Art und Menge (Dosis) der Vitaminergänzung gibt es keine Angaben.
5. Statistische Bedeutung: Schaut man sich die letzte Spalte in Tabelle 4 des besagten Artikels an so stellt man folgendes fest: Es gibt außer für Calcium und Eisen kein Vertrauensintervall, was komplett über bzw. unter 1 liegt. Das bedeutet, es gibt weder ein statistisch gesichertes erhöhtes oder erniedrigtes Risiko.
   Wenn geringe Vitamindosen eingenommen wurden, wäre dieses Ergebnis auch zu erwarten gewesen.
6. Zu Calcium und Eisen: Bei Calcium-Supplementierung gab es ein statistisch signifikant erniedrigtes Sterberisiko. Beim Eisen liegt ein signifikant erhöhtes Risiko vor. Dass Eisen ein problematisches Spurenelement ist, ist seit langem bekannt. Es sollte höher dosiert nur auf ärztlichen Rat eingenommen werden. Supplemente sollten Mengen von 10 - 15 mg nicht überschreiten. Der Verzehr von Innereien (v.a. Leber und Niere), die sehr hohe Eisengehalte aufweisen, muss limitiert werden.

Fazit:
Diese Studie beweist nicht, dass Vitamin-Supplemente das Sterberisiko erhöhen. Sie zeigt:
Eine Calcium-Supplementierung ist nützlich und zu viel Eisen (welche Menge sagt die Studie nicht) ist ungünstig. Letzteres ist lange bekannt und wird auch von den Befürwortern einer Nahrungsergänzung nicht in

Abrede gestellt. Ich werde jedenfalls meine Vitamine weiterhin hoch dosiert einnehmen.
Eine Studie, die genau zum gegenteiligen Ergebnis kommt, wurde verständlicher Weise in den Medien nicht breit getreten.

16 000 Krebsfälle jährlich weniger durch Multivitamine!

Na, das ist doch was! Im angesehenen – beim Thema Vitamine leider aber nicht immer ganz objektiven – Medizin-Journal JAMA (Journal of the American Medical Association) wurde am 17.Oktober 2012 eine Studie (Gaziano 2012) veröffentlicht, die bestätigt, dass die Einnahme einer Multivitamintablette täglich das Gesamtkrebsrisiko um 8 % senkt (RR = 0.92; CI = 0.86-0.998; P = 0.04). Wenig? Multivitamintabletten sind meist niedrig dosiert. Und trotzdem dieses tolle Ergebnis. Bei ehemaligen Krebspatienten konnte das Risiko sogar um 27 % gesenkt werden (RR = 0.73; CI = 0.56-96; P = 0.02). Und was wären das erst für Zahlen bei optimalen Vitaminmengen. In Deutschland gibt es jedes Jahr über 200 000 Krebsfälle. Also mit niedrig dosierten Vitaminen schon mal mindestens 16 000! Krebsfälle pro Jahr weniger. Die Studie dauerte im Schnitt 11.2 Jahre. Da Krebs ein langwieriger Prozess ist, sind solche Beobachtungszeiten nötig. Die gut 11 Jahre sind sogar eher am unteren Ende der notwendigen Beobachtungszeit anzusiedeln. Studien, die im Durchschnitt nicht mal zehn Jahre dauern, haben keine große Aussagekraft. Unsere ach so objektive, kritische und vielfältige tolle deutsche Medienlandschaft wird geschlossen über positive Studien nicht oder nur am Rande berichten. Darauf können Sie wetten.

Zu 3: Die Meta-Analyse

Meta-Analysen scheinen seit einiger Zeit die Universalwaffe zu sein, um wirklich jeden Unsinn belegen zu können. Was sind Meta-Analysen? Bei Meta-Analysen werden Dutzende von Studien zusammengefasst, um größere Fallzahlen zu erhalten. Im Prinzip eine gute Idee. Hat man zum Beispiel 50 Studien mit durchschnittlich nur 2000 Teilnehmern, so kann man mit dieser statistischen Methode schnell auf Teilnehmerzahlen von über 100 000 kommen. Klingt doch super. Oder? Wenn diese Studien

seriös gemacht und interpretiert werden, ist das auch super, aber es kann auch umgekehrt sein. Ich nehme es vorweg, man kann durch geschickte Auswahl der Studien genau das Ergebnis bekommen, was man vorher bestellt hat.
Hierzu ein Beispiel: In einer Meta-Analyse zur Wirkung von Vitamin E bei Herzerkrankungen (Vivekananthan 2003) wurden Dosierungen von 50 bis 800 I. E täglich benutzt. Das Ergebnis: Vitamin E hat keinen Nutzen. Beim ersten Lesen könnte man davon ausgehen, es wären durchschnittlich 425 I. E Vitamin E täglich verabreicht worden ((50 + 800) : 2). Mit dieser Annahme läge man aber falsch, denn es war so, dass insgesamt nur einem sehr kleinen Teil der Patienten täglich 800 I. E. Vitamin E verabreicht wurden und die Mehrzahl der Teilnehmer lediglich 50 I. E Vitamin E täglich erhielten. Bei dieser Vorgehensweise liegt der Durchschnitt nun deutlich unter 425 I. E. Vitamin E täglich. Dass Vitamin E dann kaum einen Nutzen hat, wundert mich nicht (Kapitel III.1). Außerdem waren in dieser Meta-Analyse Studien mit synthetischen und natürlichen Vitamin E aufgenommen worden. Man hatte auch nicht zwischen Hochrisiko- und Normalpatienten unterschieden. Diese Art von Datenmischung liefert genau das Ergebnis, was man haben will. Schlechte Wissenschaft! Meta-Analysen dieser Art haben keinerlei Beweiskraft – und werden trotzdem als „Beweis" für die angebliche Unwirksamkeit von Vitamin E in den Medien breit getreten.

Zu 4: Nur negative Studien zitieren

„Antioxidantien verschlechtern die Krebstherapie", so war vor einiger Zeit in den Medien zu entnehmen. Eine absolute Horrormeldung! Fast jeder verbindet damit automatisch die Vitamine C und E. Krebspatienten, die so etwas hören, beenden möglicherweise ihr Vitaminprogramm, was die eigentliche, möglicherweise sogar tödliche Gefahr ist! Was steckte dahinter? In einem Übersichtsartikel hatte Gunn (2004) 25 Studien beschrieben, bei denen neben der Standardkrebstherapie Antioxidantien wie Vitamin C, E, Selen, Glutathion, N-Acetylcystein und andere mehr verabreicht wurden. Alle Studien hatten kleine Teilnehmerzahlen. Das Ergebnis: 22 der 25 Studien zeigten einen Nutzen von Antioxidantien, es gab zwei neutrale Ergebnisse und nur eine Studie mit N-Acetylcystein,

was nicht zu den Vitaminen gehört, war negativ. Die Patienten hatten etwas mehr Haarausfall, mehr Durchfall, aber auch weniger Übelkeit. Das war ausreichend für die Horrormeldung! Medien, die solche Nachrichten verbreiten, sollten sich darüber im Klaren sein, was sie damit anrichten. Bei Krebs hört der Spaß auf!
Um es zusammenzufassen: Krebspatienten brauchen Antioxidantien, vor allem Vitamin C (Kapitel V.11).

Zu 5: Negative Studien konstruieren
Um Herzerkrankungen zu behandeln, stellt die pharmazeutische Industrie unter anderem sogenannte Statine bereit. Das sind Medikamente, die Cholesterin, nicht aber die Triglyceridwerte senken. Statine sind sehr wirksam. Bei langfristiger Einnahme können aber erhebliche Nebenwirkungen wie Herzversagen, Krebs, grauer Star und Parkinson auftreten. Unter einer Statin-Behandlung vermindern sich auch die Blutwerte von Coenzym Q10, eine Vitamin ähnliche Substanz. In Großbritannien wurde in einer „großen" Studie (Heart-Protection-Study 2002) – wobei man „groß" nur auf die Teilnehmerzahl beziehen kann, wie Sie gleich sehen werden – die Wirksamkeit der Statine mit einer Vitaminmischung – C, E und β-Carotin – verglichen. Diese Studie dauerte fünf Jahre und wurde an 20 536 Hochrisikopatienten zwischen 40 und 80 Jahren durchgeführt. Als Ergebnis wurde in Fernsehen, Rundfunk und den größten Tageszeitungen des Landes sinngemäß getitelt: Vitamine sind nutzlos – Statine sind super! Hält diese Aussage einer genauen Prüfung stand? Nein! Aber der Reihe nach:
Statine sind unbestritten wirksam. 25 Prozent weniger Herzerkrankungen im Vergleich zur Placebo-Gruppe. Aber die Nebenwirkungen sind nicht gering. Und die Vitamine…?

1. Es wurde in dieser Studie, wie so oft, synthetisches Vitamin E verwendet, 600 I. E täglich. Die biologische Wirksamkeit des synthetischen Vitamin E ist geringer als die des natürlichen Vitamin E. Synthetisches Vitamin E enthält nur zu 12,5 Prozent natürliche aber zu 87,5 Prozent unnatürliche Anteile.

2. Die Vitamin E-Dosis war viel zu gering. Bei Hochrisikopatienten sollten mindestens 800 I. E. natürliches Vitamin E genommen werden, eventuell sogar 1200 oder 1600 I. E täglich. Es ist auch sinnvoll Tocotrienole und Gamma-Tocopherol, weitere, besonders wirksame Formen von Vitamin E, zu verabreichen.

3. Die verwendete Vitamin C-Menge von 250 mg täglich ist für Hochrisikopatienten absolut lächerlich. Befürworter einer Vitamintherapie würden mindestens 2000 bis 3000 mg täglich verabreichen (Kapitel V.10). Diese Studie hat also lediglich bewiesen, dass Vitamine in Minidosen und synthetisches Vitamin E unwirksam sind, was wir bereits wissen. Den gut bezahlten Forschern ist das allemal bekannt. Aber: Eine so konstruierte Studie führt zum gewünschten Ergebnis. Die etwa 20 Millionen Euro für diese Studie waren für die pharmazeutische Industrie sicherlich eine gute Investition.

Zu 6: „Große Studien" oder einfache Experimente?

Wir befinden uns im medizinischen Zeitalter der „großen Studien". Leider! Alles und nichts wird damit bewiesen oder widerlegt. Große Studien sind das goldene Kalb der Auftraggeber und aller, die glauben, es gäbe keine andere wissenschaftliche Beweismethode. Es werden damit „unumstößliche" Aussagen produziert. Man lässt viele tausend Patienten – oft sogar weltweit – Jahre oder gar Jahrzehnte lang beobachten und untersuchen. Dadurch soll eine hohe Beweiskraft hergestellt werden. Doch die Ergebnisse sind oft äußerst trügerisch. Um das zu verstehen, benötigen wir einen Vergleich. Schauen wir in die Naturwissenschaften. Da wird eine Hypothese, also eine Behauptung durch ein Experiment, bestätigt oder widerlegt. Der Vorgang muss reproduzierbar sein. Das reproduzierbare Experiment – die relativ kleine Studie – ist das A und O der Naturwissenschaften. Es sollte möglichst einfach, kostengünstig und zeitlich überschaubar sein, so dass es weltweit in kurzer Zeit auch von kleinen Forschungseinrichtungen wiederholt werden kann. „Große Studien" erfüllen diese Anforderungen nicht. Sie sind im Prinzip nicht reproduzierbar, was einigen Leuten sicherlich ganz gut ins Konzept passt.

Es kommt noch ein weiterer Aspekt hinzu: Eine Studie, die tausende Patienten Jahre lang untersucht macht eigentlich folgende Aussage: „Wir erwarten von unserer Untersuchung keine oder kaum messbare Effekte, deshalb benötigen wir sehr viele Patienten und ganz viel Zeit, um überhaupt etwas feststellen zu können. Das bedeutet:

1. Studien mit Mini-Vitaminmengen bringen nicht viel, wir machen sie aber trotzdem, um zu „beweisen", dass Vitamine nichts nutzen.

2. Unsere Medikamente bringen aber auch oft nicht das, wie man uns glauben macht. Das sagt natürlich so niemand. Für eines sind große Studien allerdings bestens geeignet: Sie können Effekte, die nur wenige Menschen betreffen, wie zum Beispiel seltene Nebenwirkungen, aufspüren.

Was wir brauchen, sind kühne Hypothesen und dazu passende kraftvolle Experimente!

Am Beispiel der Arteriosklerose möchte ich dies veranschaulichen. Zu Antioxidantien gibt es die begründete Annahme, dass sie die Progression arteriosklerotischer Plaques verlangsamen (siehe zum Beispiel die ASAP-Studie). Wir behaupten jetzt einfach mal folgendes: Megadosen Vitamin C – beispielsweise 10 g täglich – halten die Progression komplett auf, also zu 100 Prozent. Nicht nur das, sie sorgen sogar für eine Plaque-Rückbildung. Da wir uns große Effekte erhoffen, benötigen wir nur ein kleines Patientenkollektiv und vergleichsweise wenig Zeit. Der arterielle Blutfluss, beziehungsweise die Wanddicke der Blutgefäße könnte mittels Ultraschall oder Röntgenstrahlen gemessen werden. Jeweils vor und nach der Intervention mit Placebo, beziehungsweise Vitamin C. Jede Teilgruppe besteht nur aus 10 bis 20 Patienten. Selbst ein aufwendigeres Experiment, was Synergismuseffekte – zum Beispiel die Pauling/Antioxidant-Network-Therapie – oder verschiedene Dosierungen untersuchen wollte, käme mit maximal 50 bis 100 Patienten aus. Dieses Experiment könnte weltweit auch von kleinen Kardiologieabteilungen durchgeführt werden. Sehr schnell wäre klar, was Sache ist. Doch leider gibt es keine Studien mit solch hohen Dosierungen. Warum werden von staatlicher Seite dafür keine Gelder bereitgestellt? Besonders teuer wären diese

Experimente jedenfalls nicht. Positive tierexperimentelle Studien gibt es reichlich. Positive Untersuchungen am Menschen gibt es kaum. Dabei zeigen einige unter anderem sogar eine Plaque-Rückbildung (zum Beispiel Willis 1954, Rath 1996). Bei Willis wurden 3 mal 0,5 g und bei Rath 2,7 g Vitamin C plus weitere Vitamine, Aminosäuren und Mineralstoffe täglich verabreicht. Die Bestätigung oder gar Übererfüllung der Hypothese würde eine „kopernikanische Wende" in der Medizin bedeuten. Ein Blick in die Geschichte der Chemie, in der es natürlich auch Irrwege gab, zeigt die umwälzende Kraft von Experimenten.
Die Entdeckung des Sauerstoffs durch Scheele und Priestley (1771/1774) sowie die anschließenden Arbeiten von Lavoisier (1775) mit Quecksilberoxid brachten in der Folge die Phlogistontheorie in der Chemie zum Einstürzen. Obwohl zu dieser Zeit fast alle Chemiker außer Lavoisier daran festhielten. Nicht zaudern! Das Experiment einfach machen!

Zu 7: Absurdistan lässt grüßen! Die β-Carotin Hysterie
Die oben erwähnte ATBC-Studie mit ihrem positiven Ergebnis hinsichtlich des Prostatakarzinomrisikos zeigte bei starken Rauchern, die β-Carotin – Provitamin A – zu sich genommen hatten, aber ein erhöhtes Lungenkrebsrisiko. Ein zunächst erschreckendes, unerwartetes und unerklärliches Ereignis. Die Gegner jeglicher Nahrungsergänzung feierten darauf hin schon den Tod der Vitamine, Antioxidantien und sprachen vom Verlust der Unschuld. Absurdistan lässt grüßen! Wir schauen uns auch dieses „schreckliche" Ergebnis genauer an und werden am Ende Rauchern insgesamt zusätzliche Vitamine und weitere Antioxidantien empfehlen können. Aber der Reihe nach.
β-Carotin zeigte tatsächlich statistisch signifikant ein erhöhtes Lungenkrebsrisiko bei starken Rauchern im Alter von 50 bis 69 Jahren, die 20, beziehungsweise 30 mg β-Carotin täglich über Jahre hinweg genommen hatten (ATBC- und CARET-Studie). Zwar weisen die Autoren beider Studien selbst auf eine Reihe von Schwachstellen hin, doch nun gibt es seit fast 20 Jahren für Raucher Warnhinweise auf β-Carotin-Präparaten. Allerdings so klein gedruckt, dass man fast schon eine Lupe braucht. Merkwürdig ist jedoch, dass man nicht im gleichen Maße vor Karottensaft warnt, der je nach Marke schon bei 0,2 bis 0,4 l täglich die „bedenkliche"

Menge von 20 mg β-Carotin liefert. Darauf möge sich jeder Leser selbst einen Reim machen. In der Physicans' Health Studie führte die Einnahme von 50 mg β-Carotin jeden zweiten Tag jedoch nicht zu einem erhöhten Lungenkrebsrisiko, brachte aber ein um 36 Prozent vermindertes Prostatakrebsrisiko für eine Untergruppe von Teilnehmern mit anfänglich niedrigen β-Carotin Plasmaspiegeln. Doch das nur am Rande. Insgesamt sind die Ergebnisse zu β-Carotin und Lungenkrebs bei starken Rauchern nicht eindeutig. Das wird einen Raucher, der sich über zusätzliche Vitamine und Co. etwas besser schützen will, aber kaum beruhigen. Was soll man als Raucher also machen? Schauen wir auf die Fakten. Im Durchschnitt nehmen die „Deutschen" etwa 2 mg β-Carotin täglich zu sich. Fachleute empfehlen mindestens 6 mg β-Carotin täglich. Der Bereich der Gefährdung beginnt für einen starken Raucher – als solcher gilt, wer mindestens 20 Jahre mindestens 20 Zigaretten täglich raucht – aber erst bei 20 mg β -Carotin oder mehr. Wobei dies, wie gesagt, nicht eindeutig ist und nur gilt, wenn ausschließlich β-Carotin eingenommen wird. Ein Raucher, der nicht täglich Carotinoid haltiges Obst und Gemüse isst, muss demzufolge mindestens 4 mg β-Carotin täglich supplementieren. Zusätzliche β-Carotin-Mengen von 10 mg täglich sind so zum Beispiel völlig unbedenklich und liefern einen wichtigen Beitrag zur Normalisierung von erniedrigten Plasmaspiegeln bei Rauchern. Warum sind diese Ergebnisse so zweideutig? Das β-Carotin macht zunächst die beim Rauchen eingeatmeten Schadstoffe unschädlich. Dabei wird es jedoch selbst zu einem hochreaktiven Schadstoff, einem freien Radikal. Bei massiver Radikalbelastung durch Rauchen ist β-Carotin alleine schnell überfordert und wird somit selbst zu einer möglichen Gesundheitsgefahr. Was muss geschehen? β-Carotin benötigt Hilfe von anderen Antioxidantien wie zum Beispiel Vitamin C, E, R-alpha-Liponsäure oder einem Carotinoidgemisch. Es erhält ein Elektron von ihnen, und das β-Carotin-Radikal ist unschädlich.
Die Kombination mehrerer Vitamine und weiterer Antioxidantien ist hier also die Lösung, nicht die Warnung, man solle keine Vitamine nehmen. So einfach! Muss man deshalb gleich in Hysterie verfallen? Cool bleiben! Dann erkennt man, dass das Studienkonzept auch in diesem Punkt sehr unausgereift war. Eine vernünftige Radikalabwehr kann nur funktionieren, wenn ein permanenter Elektronenfluss existiert. Der Dynamic Flow Ansatz von Hickey und Roberts (2004) würde das zum

Beispiel gewährleisten. Danach wird so viel Vitamin C in vielen Einzeldosen verabreicht, dass ein gleich bleibend hoher Plasmaspiegel erreicht wird. Diese Vorgehensweise führt zu einem gewissen „Überschuss" an Vitamin C, der ausgeschieden wird. Was bei einer beginnender Krankheit – einem Infekt zum Beispiel – aber sehr nützlich ist, da sofort reichlich Vitamin C zur Verfügung steht. Es wird dann natürlich weniger ausgeschieden. Im Mittel müssen für den Dynamic Flow Status etwa 7000 mg Vitamin C täglich eingenommen werden. Am besten verteilt auf 6 bis 8 Einzelgaben. Weil auch andere Vitamine zu Radikalen werden können, sind sie von Natur aus untereinander in einem komplexen Prozess miteinander verbunden. Auch Coenzym Q10 und Vitamin E sollten bei hoher Dosierung immer mit Vitamin C eingenommen werden. Vitamin C selbst ist hier wieder mal die perfekte Ausnahme. Es kann sich im Prinzip selbst regenerieren. Zwei Vitamin C-Radikale verbinden sich zu Vitamin C und Dehydroascorbinsäure. Was ein wichtiger Grund dafür ist, dass man Vitamin C in unfassbar großen Mengen auch über sehr lange Zeit zu sich nehmen kann, ohne dass es schadet. Ganz im Gegenteil sogar!

Zu 8: Zählen oder aussortieren

Die Basis jeder Statistik ist das Zählen. Und wenn ein Ereignis gar nicht vorkommt, wird es eben mit einer 0 versehen. Es geht aber auch anders. Es gibt zahlreiche positive Untersuchungen zu Vitaminen, und sie werden auf den Index gesetzt, „aussortiert", damit sie möglichst nicht erscheinen. Sucht man dann danach, erhält man als Ergebnis „0 results found". So ergeht es einem, wenn man bei „Medline", einer medizinischen Online-Datenbank, Artikel von Linus Pauling zu diesem Thema sucht. Insgesamt stehen über 200 seiner Artikel auf dem Index, wurden also aussortiert. Diese Artikel müssen dann beispielsweise gezielt im Journal of Orthomolecular Medicine gesucht werden. Eine wahre Begebenheit zum ‚Verschwinden' von Veröffentlichungen: Ein Artikel von Pauling (Rath u. Pauling 1991) wurde am 23. April 1991 bei der Zeitschrift *Proceedings of the National Academy of Science* eingereicht und am 11. Juni des selben Jahres akzeptiert (!). Unter fragwürdigen Umständen wurde diese Entscheidung vom Editor jedoch rückgängig gemacht. Pauling zufolge war dies nicht die Entscheidung eines Einzelnen, sondern von Leuten, denen die herkömmliche Meinung über, beziehungsweise die Behandlung von Herzerkrankungen persönlich oder ökonomisch von Nutzen ist. Bei einer Kontraposition hätten sie mit Nachteilen rechnen müssen. Es gibt noch viele weitere Beispiele, aber ich denke, dass diese wenigen Sie bereits sensibilisiert haben. Sie werden sich in Zukunft bei einer sehr oberflächlichen Interpretation von Statistiken sicher immer fragen „Wem nützt es?"

III.3
Vitamine und Medien

Viele Leser werden nach der Lektüre dieses Buch im Internet die Begriffe „Vitamine“ und „orthomolekulare Medizin“ suchen. Sie werden dort eine Vielzahl falscher und verzerrender Aussagen zu Vitaminen und anderen natürlichen Nährstoffen finden. Auf einige der unsinnigen Behauptungen möchte ich eingehen.

Es wird behauptet, Vitamin C zerstöre Vitamin B12. Für Reagensglasversuche trifft dies in der Tat zu. Im menschlichen Körper jedoch passiert diesbezüglich nichts, wie ich in Kapitel II.3 dargelegt habe. Menschen, die so etwas lesen, stoppen möglicherweise ihr Vitaminprogramm, was sie aber auf keinen Fall tun sollten. Die Verfasser erwecken durch das Weglassen von Informationen einen völlig falschen Eindruck. So wird etwa vor ernsten Nebenwirkungen bei der Einnahme von Vitamin C gewarnt und das bereits bei 1 Gramm pro Tag. In den Kapiteln II.3 und II.4 habe ich das widerlegt. Und selbst das konservative U. S. Institute of Medicine hält 2000 mg täglich für sicher. Es wird behauptet, die orale Einnahme von Vitamin C korreliere nicht mit dem Blutplasmaspiegel und erwähnt einen Plasmaspiegel von 75 micromol / l (= 13 mg/l). Im Kapitel II.3 wird gezeigt, dass der Plasmaspiegel auf den dreifachen oder einen noch höheren steigen Wert kann. Es wird behauptet, dass Vitamin E in Dosierungen von über 400 I. E. die Sterblichkeit erhöhe. Der „Beweis“ wurde durch Metaanalysen erbracht. Was davon zu halten ist, habe ich oben beschrieben.

Durch große Studien (Kapitel III. 1) konnte gezeigt werden, dass die 40- bis 80-fachen Tagesmengen an natürlichem Vitamin E für Hochrisikopatienten ungefährlich sind. Das U.S. Institute of Medicine hält 1500 I. E. – das ist der 100- bis150-fache Tagesbedarf! – für sicher, so dass die Warnung vor einer Vitamin E-Überdosierung schon fast einer Torheit gleich kommt. Die zusätzliche Einnahme von hoch dosiertem Vitamin E hat gesundheitsfördernde Eigenschaften, wie in diesem Buch mehrfach dargelegt wird. Die Warnung vor einer Vitamin E-Überdosierung zeigt vielmehr, dass die Autoren die Wissenschaftsliteratur nicht kennen, oder

aber wider besseres Wissen die Fakten so verzerrt darstellen. Im zweiten Fall wäre die Vorgehensweise moralisch verwerflich.
Seit letztem Jahr finden Sie im Internet auch die Behauptung, dass Vitamin B6 das Lungenkrebs-Risiko erhöht. Die zugrunde liegende VITAL-Studie (2017) ist eine Beobachtungsstudie, die auf Befragungen, nicht aber auf Messungen oder gezielte Doppeltblind-Intervention beruht. Solche Studien dienen lediglich der Hypothesenbildung. Eine Studie (Hartman 2001), bei der wirklich der Vitamin B6-Gehalt im Blut gemessen wurde, kam zu dem gegenteiligen Ergebnis: **Probanden mit dem höchsten Vitamin B6-Gehalt im Blut (> 48 Nanomol pro Liter) haben ein um 50 % reduziertes Risiko für Lungenkrebs!**

Jede Tageszeitung, die was auf sich hält, hat eine „Gesundheitsecke". So auch die Westdeutsche Allgemeine Zeitung (kurz: WAZ). Am 18. September 2009 wurde dort ein Artikel mit der Überschrift „ Zu viele Vitamine können schaden" veröffentlicht. In der Überschrift wurde also schon mal nicht zwischen Wasser- und fettlöslichen Vitaminen unterschieden. Im Artikel selbst ging es dann um Überdosierungen durch fettlösliche Vitamine. Die Darstellung war jedoch so undifferenziert, dass ein völlig falscher Eindruck entstand. Vitamin E wurde in einem Atemzug mit den Vitaminen A und D genannt. Es wurde unsinnigerweise vor Vitamin E gewarnt. Und beim Vitamin D wurde ein absolut überholter Standpunkt vertreten und nicht etwa die aus neuesten Erkenntnissen führender Experten (Kapitel II.7) für große Teile der Bevölkerung angesetzte Tagesdosis von etwa 2000 I. E. Dabei sind diese Mengen (Kapitel IV) zumindest im Winter sicher nur durch Vitaminpräparate aufzunehmen. Bislang liegt die aufgenommene Durchschnittsmenge an Vitamin D3 in Deutschland bei 200–400 I. E. täglich. Angesichts dieser Fakten sollte endlich zusätzliches Vitamin D empfohlen und nicht vor einer Vitamin D-Überdosierung gewarnt werden, wie in diesem Artikel geschehen. Ich stellte alle Argumente in einem Leserbrief zusammen, fügte eine Literaturliste an, die meine Argumente unterstützten und schickte die E-Mail ab. Gehört habe ich leider nichts mehr vom „WAZ-Gesundheitsteam". Wenn Sie die Thematik vielleicht von jetzt an in den Medien verfolgen, werden Sie sicher auf ähnliche Fälle stoßen. Doch nun wissen Sie, was davon zu halten ist.

Mein Tipp: Schauen Sie sich z. B. folgende Internetseiten an: www.strunz.com und www. doctoryourself.com

IV

Vitamine und Medikamente

„Die Natur ist die beste Apotheke."
Sebastian Kneipp [deutscher Pfarrer und Hydrotherapeut, 1821–1897]

1. Vitamine – Viel sicherer als Medikamente

IV.1
Vitamine – Viel sicherer als Medikamente

Um es vorweg zu nehmen, Vitamine gehören zu den sichersten und preiswertesten Substanzen überhaupt. Sie sind viel sicherer als Medikamente, die uns die Pharmaindustrie so „schmackhaft" machen will. Deswegen sind sie beliebt und gefürchtet zugleich. So gefürchtet, dass im Jahre 2003 in den USA erneut versucht wurde („Dietary Supplement Safety Act of 2003", U.S. Senate Bill S. 722), den freien Zugang zu Vitaminen und Co., mit fadenscheinigen Argumenten hinsichtlich angeblicher Gefahren bei hohen Dosierungen deutlich zu beschränken. Massiver öffentlicher Druck hat das verhindert. In Deutschland und Europa geistert seit einiger Zeit der Begriff „Vitamine in illegalen Dosierungen" herum. Wie sicher Vitamine sind, möchte ich Ihnen nun erläutern. Wir essen täglich Kochsalz – Natriumchlorid. Kochsalz ist um ein Vielfaches toxischer als Vitamin C. Ein schrecklicher Beleg dazu: Vor einigen Jahren hörte ich im Radio die Meldung, dass eine Mutter wegen gefährlicher Körperverletzung mit Todesfolge verurteilt worden war. Sie hatte ihrem Kind zwei Teelöffel – das sind etwa 10 g – Kochsalz unter den Milchreis gemischt. Möglicherweise wollte sie ihr Kind bestrafen und glaubte, versalzener Brei sei ungefährlich. Ein tödlicher Irrtum! Hätte die Mutter statt Kochsalz die gleiche Menge Vitamin C in den Milchreis getan, hätte das Kind lediglich Durchfall bekommen. Werden Sie nun auf Salz verzichten, weil es giftig ist? Vermutlich nicht. Sie werden es ganz einfach weiterhin vernünftig dosieren. Auch das allseits bekannte Aspirin mit dem Wirkstoff Acetylsalicylsäure (ASS) ist im Vergleich zum Vitamin C ausgesprochen toxisch. Es genügen 10 bis 20 g ASS, um einen erwachsenen Menschen zu töten. Dieselbe Menge Vitamin C kuriert eine beginnende Erkältung oder führt höchstens zu Durchfall.
Ein weiteres „beliebtes" Schmerzmittel ist Paracetamol. Wussten Sie, dass eine zu hohe Paracetamol Einnahme die häufigste Ursache für akutes Leberversagen ist. Dafür genügen mitunter schon 4 g. Wer weiß schon, dass Schmerzmittel häufig durch Boswellia serrata und andere natürliche Stoffe ersetzt werden könnten? Wie sicher Vitamine im Gegensatz zu Arzneimitteln sind, zeigen auch einige Daten aus den USA. Von 1983 bis

2005 – also in 23 Jahren – bis gab es in den USA lediglich 10 Todesfälle (www.aapcc.org), die mit der Einnahme von Vitaminen, einschließlich aller fettlöslichen, in Zusammenhang gebracht wurden. Das sind statistisch gesehen weniger als 0,5 Tote pro Jahr. Dabei genügt jedoch schon die telefonische Meldung bei der „Giftzentrale". Ein Kind, was sich über den Medikamenten Schrank hermacht, in dem sich auch Vitamine befinden, ist letztlich woran gestorben? Ein Kleinkind, was 100 g Vitamin C zu sich nimmt, wird daran wahrscheinlich sterben. Das sind Unfälle! Grundsätzlich ist es auch möglich, sich mit Lebensmitteln umzubringen, sogar mit Wasser, und ich spreche hier nicht vom Ertrinken. Ein besonders tragischer Fall ereignete sich vor einigen Jahren. Ein Mann kam durch den Verzehr von selbst angebauten Zucchini aus seinem Garten zu Tode! Die Bitterstoffe im Gemüse waren dafür verantwortlich. Soll deshalb dieses Gemüse verboten werden oder mit einem Warnhinweis versehen werden? Wohl kaum!
Durch häusliche Selbstmedikation sterben in den USA dagegen im Durchschnitt 2000 Menschen pro Jahr! In den USA sterben in Krankenhäusern jährlich über 100 000 Menschen an den Nebenwirkungen von „vorschriftsmäßig" eingenommenen Medikamenten und weitere knapp 90 000 an Infektionen (Null 2005). Es ist die „normale" Medizin, die absolut tödlich ist im Vergleich zu Vitaminen. 400 000-mal tödlicher!
Um Ihnen die nötige Sicherheit im Umgang mit den in diesem Buch besprochenen Vitamine und anderen physiologischen Substanzen zu geben, führe ich sie einzeln auf.

Vitamin C

Die häufigsten Nebenwirkungen, über die bei zu hoher Vitamin C-Einnahme geklagt wird, sind Durchfall oder Flatulenz (Blähungen). Eine Reduktion der Dosis von 10 bis 20 Prozent beseitigt die Symptome. Unser Körper kann je nach Krankheitssituation Mengen von bis zu 100 bis 200 g oder mehr täglich vertragen, ohne dass es zu Durchfall oder ernsthaften Nebenwirkungen kommt. Mit solchen Vitamin C-Megadosen wurden Patienten über viele Jahre erfolgreich behandelt (Cathcart 1981). Ist der Patient wieder gesund, sinkt der benötigte Wert auf das normale Maß von 4 bis15 g täglich ab. Übrigens: Die Nebenwirkung Durchfall ist therapeutisch nutzbar. Vitamin C kann nämlich als nebenwirkungsfreies und sehr preiswertes Abführmittel verwendet werden! Das *U.S. Institue of Medicine* legte für Vitamin C täglich eine sichere obere Grenze, die ohne Nebenwirkungen ist, von 2g fest (UL = Tolerable Upper Intake Level). Patienten, die unter seltenen genetischen Defekten leiden, bei denen schon kleine Vitamin C-Mengen Probleme mit Nierensteinen auslösen können, gelten nicht als Begründung für eine allgemeine Schädlichkeit von Vitamin C. Die Betroffenen wissen um ihre Erkrankung und müssen auch Lebensmittel wie Spinat und Rhabarber meiden, da diese Lebensmittel recht hohe Mengen an Oxalsäure enthalten, was die Bildung von Nierensteinen begünstigt. Die angebliche Toxizität von Vitamin C im Hinblick auf Nierensteine (Oxalatsteinen) ist also nicht haltbar. In Deutschland sind bei einer täglich empfohlenen Menge an Vitamin C von etwa 100mg (DGE) Dosierungen ab 1g täglich durchaus schon als große Mengen zu bezeichnen. Trotzdem weist das gängige *Lehrbuch der Pharmakologie und Toxikologie* darauf hin, dass selbst bei Personen mit einer entsprechenden Veranlagung zu Nierensteinen Dosierungen von 2 bis 3g täglich noch als sicher eingestuft werden.

Sogar bis 10g Vitamin C über Monate und Jahre verabreicht, zeigten keine ernsthaften Nebenwirkungen (Bendich 1995, Lawson). Ich selbst nehme seit fast 30 Jahren Vitamin C in Dosierungen von 3 bis 10g – zeitweise sogar über 30g – täglich ein. Die höchste Menge, die ich bisher genommen habe, betrug 70g und – das entspricht dem Vitamin C in 1000 Orangen! – am Tag. Wobei das ja noch nicht mal das Ende der Fahnenstange sein muss. Ich kann Ihnen sagen, dass die Verträglichkeit hervorragend ist. In einer bekannten Wissenschaftssendung, die am 4.11.2003 im Westdeutschen Rundfunk lief, wurde bedauerlicherweise der Eindruck vermittelt, dass die Bildung von Oxalatsteinen durch Vitamin C ein ernsthaftes Problem sei. Das ist falsch! Seit Jahrzehnten nehmen weltweit Hunderttausende bis Millionen Menschen Vitamin C in Gramm-Mengen ein. Wenn es ein Oxalatstein-Problem gäbe, wüssten wir längst davon. Megadosen Vitamin C sind sehr gut verträglich!

Vitamin B3

Die häufigste Nebenwirkung, über die bei Einnahme von Vitamin B3 geklagt wird, ist der sogenannte Flush. Das sind Hautrötung und Juckreiz. Das Symptom tritt jedoch nur beim Niacin und nicht beim Niacinamid oder Inositolhexanikotinat auf. Der Niacin-Flush geht in der Regel nach 20 bis 30 Minuten vorbei. Bei der Behandlung von erhöhten Triglyceriden und zu hohem LDL-Cholesterin muss man Vitamin B3 in Form von Niacin oder Inositolhexanikotinat einnehmen. Niacinamid ist kein Lipidsenker. Als „Cholesterinsenker" ist Niacin in einer Dosierung von 1,5 bis 6 g täglich ein sehr sicheres Medikament. Im Coronary Drug Project wurde es über sechs Jahre ohne ernste Nebenwirkungen eingesetzt. Große Mengen an Niacinamid – bis 2500 mg – werden auch über jahrelange Zeiträume gut vertragen. Patienten mit Schizophrenie haben über Monate bis Jahre Dosierungen von 3000 bis 30 000 mg – 30 g ! – Niacin beziehungsweise 3000 bis 9000 mg Niacinamid täglich eingenommen, ohne dass ernste Nebenwirkungen aufgetreten sind (Hoffer 1972). Nebenwirkungen wie Übelkeit und Erbrechen sind erste Warnzeichen, die bei Dosisreduktion sehr schnell verschwinden. Sehr große Dosierungen von 3000 mg und mehr täglich können, über ein Jahr genommen, in seltenen Fällen zu erhöhten Leberwerten führen, wobei die Leberfunktion intakt bleibt. Bei Dosisreduktion werden die Werte schnell normal. In ganz seltenen Fällen entwickeln Alkoholiker – mit sicherlich eingeschränkter Leberfunktion – bei sehr langer und hoher Vitamin B3-Einnahme Gelbsucht, die nach Dosisreduktion oder Absetzen des Vitamins ohne bleibende Schäden verschwindet. Es ist sogar so, dass bei erhöhtem Alkoholkonsum die Leber von Niacinamid – 1000 bis 1500 mg täglich – (Kapitel V.4) profitiert. Ebenso ist für Alkoholiker Niacin in Mengen bis 3200 mg täglich ohne ernste Nebenwirkungen angewendet worden (Kapitel V.4). Noch einmal zum Vergleich: Die empfohlenen Tagesmengen der DGE liegen bei 15 bis 20 mg. Der therapeutische Bereich ist also sehr groß.

Vitamin B5

Vitamin B5 wurde über Monate und Jahre bei Patienten mit rheumatoider Arthritis, Akne und Lupus Erythematodes in Dosierungen von 1–10 g täglich eingesetzt und gut vertragen. In einigen wenigen Fällen wurden auch vorübergehend 15–20 g täglich verabreicht. Die häufigste Nebenwirkung sind Magen-Darm-Probleme. Wird ein einzelnes B-Vitamin in sehr hoher Dosierung benötigt, so sollte immer auch ein hoch dosierter Vitamin B-komplex verabreicht werden, damit es im Stoffwechsel nicht zu Ungleichgewichten kommt.

Vitamine B6 , B12 und Folsäure
Vitamin B6 kann bei Dosierungen von über 1000 mg täglich über Monate genommen – die DGE-Empfehlung liegt bei 1,5 bis 2 mg – vorübergehende neurologische Beschwerden wie Kribbeln oder lebhafte Träume auslösen. Ab 50 mg täglich wirkt Vitamin B6 harntreibend. Es kann also als natürliches, nebenwirkungsfreies harntreibendes Mittel – Diuretikum – angesehen werden. Der therapeutische Bereich von Vitamin B6, in dem keine Nebenwirkungen zu erwarten sind, liegt bei 10 bis 500 mg täglich. Ich selbst habe über einen längeren Zeitraum bis zu 150 mg täglich eingenommen, ohne dass irgendwelche Nebenwirkungen aufgetreten sind. Vitamin B12 – DGE Empfehlung 3 µg – wird zu therapeutischen Zwecken oft in Dosierungen von 500 bis 1500 µg verabreicht, ohne dass ernste Nebenwirkungen auftreten. Folsäure ist in Mengen bis 1000 µg (UL) täglich absolut ungefährlich – DGE Empfehlung 200 µg.

Vitamin E
Vitamin E ist eine sehr sichere Substanz, wie große Studien (Kapitel III.1) gezeigt haben. Die obere sichere Grenze (UL) liegt bei 1500 I. E. – DGE-Empfehlung 10 I. E. Patienten, die Blut verdünnende Mittel (Antikoagulantien) benötigen, sollten die Einnahme von Vitamin E mit ihrem Arzt absprechen, da Vitamin E die Wirkung von Antikoagulantien verstärkt, und so die Dosis des Blut verdünnenden Medikaments wahrscheinlich reduziert werden kann. Ganz im Sinne der orthomolekularen Medizin.

Vitamin D
Das *U. S. Insitute of Medicine* betrachtet 2000 I. E. Vitamin D täglich als sicher. Bei Erwachsenen sind Nebenwirkungen erst bei Langzeiteinnahme von 10 000. I. E. (Garland 2006) oder mehr täglich zu erwarten. Über einen Zeitraum von zwei Jahren wurden Patienten mit 50 000 I. E. pro Woche behandelt, ohne dass es irgendwelche Anzeichen von Toxizität gab (Cava u. Javier 2007). Die Anzeichen einer Überdosierung sind zum Teil uncharakteristisch wie Müdigkeit, Erbrechen, Durchfall oder Antriebsarmut. Es kann auch zu Calciumablagerungen und einer herabgesetzten Nierenfunktion kommen.

V

Vitamine und Co. für Sie

„Das Leben ist voller Überraschungen. Es ist nicht immer edel oder erhaben, manchmal ist es absurd, aber es gibt immer eine Hoffnung."
Anonymus

1. Wichtige Hinweise zu den Nährstoffprogrammen
2. Rauchen: Weniger schädlich dank viel Vitamin C und E3
3. Schlank mit Vitamin B5, B3, Chrom und Glutamin: Meine Diättipps für Sie!
4. Bei Alkoholkonsum müssen B-Vitamine her!
5. Psoriasis: Vitamin D, Alpha – Liponsäure und Fischöl schaffen Besserung!
6. Neurodermitis: Fettsäuren sind ganz wichtig!
7. Morbus Crohn und Colitis Ulcerosa: Linderung durch Möhrensuppe, Fischöl, Bakterien, Lecithin und Weihrauch!
8. Arthrose, Arthritis und Rheuma: Vitamine und Fischöl helfen
9. Allergien: Die nächste Saison wird besser! Dank Vitamin C, E und Fischöl!
10. Ein gutes Herz durch Vitaminmix und Fischöl
11. Krebs: Bessere Chancen mit Vitamin C-Gigadosis!
12. Nie mehr erkältet! Dank Megadosis Vitamin C
13. Herpes Simplex: Mit dem werden wir auch noch fertig!
14. Multiple Sklerose: Vitaminprogramm aus Kanada kann helfen
15. Sonnenschutz von innen: Mit Vitamin C, Vitamin E und Carotinoiden
16. Lupus Erythematodes: Vitamin B5 und Vitamin E packen das Übel an der Wurzel
17. Akne: Hilfe durch Zink und Vitamin B5
18. Insektenstiche: Plage des Sommers! Überleben in den schottischen Highlands dank Vitamin B1
19. Behalten Sie den Durchblick: Vitamine und Carotinoide gegen Altersblindheit

V.1
Wichtige Hinweise zu den Nährstoffprogrammen

Aufgrund der in diesem Buch behandelten Wirkmechanismen, der angegebenen Literatur sowie Jahrzehnte langer, eigener Erfahrungen mit verschiedenen Vitaminprogrammen und weiterer ausgiebiger Recherche enthält dieses Kapitel Vorschläge für die Einnahme von Nahrungsergänzungsmitteln in bestimmten Dosierungen, wie ich sie bei „Lastern" oder Erkrankungen für sinnvoll erachte. Meist wird eine Kombination aus Schul- und Orthomolekularmedizin die besten Ergebnisse liefern. Grundsätzlich sollten Vitamine und Co. über den Tag verteilt eingenommen werden. Die angegebenen Mengen stellen kein absolutes Maß dar. Sie können in beide Richtungen davon abweichen. Wenn Sie sich für ein Nährstoffprogramm entschieden haben, kann es sinnvoll sein, zunächst mit einer niedrigeren Dosis zu beginnen und diese dann zu steigern. Lesen Sie auch noch mal das Kapitel IV.1.

Oft empfehle ich Zink und Selen, weil sich Zink und Vitamin C einerseits sowie Selen und Vitamin E andererseits in ihrer Wirkung gegenseitig verstärken. Wenn nicht anders erwähnt, ist immer das natürliche Vitamin E (d-alpha-Tocopherol, beziehungsweise RRR-alpha-Tocopherol) gemeint. Besonders hohe Dosierungen eines einzelnen B-Vitamins sollten immer mit einem hoch dosierten B-Komplex eingenommen werden, da man einerseits auf ein ausgewogenes Verhältnis der B-Vitamine zueinander achten muss und andererseits die B-Vitamine zusammen besser wirken als einzeln. Wenn mehrere Kategorien für Sie in Frage kommen, dann stimmen Sie die Angaben aufeinander ab.

Ganz wichtig: Meine Vorschläge können grundsätzlich keinen Arztbesuch ersetzen!

Bei ernsten Grunderkrankungen muss immer ein Arzt konsultiert werden. Wenn Sie Medikamente einnehmen, sollten Sie die Beipackzettel genau gelesen und – wenn nötig – Ihre Nahrungsergänzung mit einem Arzt besprechen. Medikamente und Vitamine können miteinander auch unerwünschte Wechselwirkungen haben. Das sollte Sie nicht überraschen, denn selbst so ein gesundes Lebensmittel wie zum Beispiel die Grapefruit darf nicht gleichzeitig mit bestimmten Medikamenten gegen

Herzerkrankungen eingenommen werden, da ein Inhaltsstoff in der Grapefruit, das Desoxybergamottin, den Abbau dieser Medikamente durch die Leber verzögert. Und das könnte verstärkte Nebenwirkungen auslösen. Wenn sich ein Vitamin oder ein anderer natürlicher Wirkstoff nicht mit einem Medikament verträgt, muss eventuell auf dieses Vitamin oder diesen natürlichen Wirkstoff verzichtet werden. Oft reicht es aber, zum Beispiel Vitamine und Co. Zeit versetzt einzunehmen. Meist ist es nämlich so, dass gerade die ausgewählten natürlichen Substanzen die Nebenwirkungen eines Medikaments herabsetzen oder die Wirkung verstärken, was eine Reduzierung der Medikamentendosis zur Folge hat. Effekte also, die ganz im Sinne der orthomolekularen Medizin sind. Besprechen Sie das mit ihrem Arzt.

V.2
Rauchen: Weniger schädlich dank viel Vitamin C und E

Eine Zigarette zerstört etwa 25 mg Vitamin C. Mit der Nahrung nehmen Sie täglich maximal 100 mg Vitamin C auf, wenn Sie nicht mit Nahrungsergänzungsmitteln substituieren. Das heißt, spätestens bei der fünften Zigarette wären Sie im „Minus". Sie erkennen sofort, dass die Rechnung in dieser einfachen Form nicht aufgeht. Unser Körper verfügt über einen Mechanismus, der trotz der Zerstörung des Vitamin C durch den Tabakrauch so viel Vitamin C „zurückhält", dass er gerade Skorbut vermeidet. Allerdings steht dann kein Vitamin C mehr zur Verfügung, um weiteren Tabakrauch oder andere Schadstoffe, Viren oder Bakterien abzuwehren. So ist das mit dem „Minus" zu verstehen. Angenommen Sie rauchen 20 Zigaretten, also etwa eine Packung pro Tag. Dann benötigen Sie täglich mindestens 500 mg Vitamin C zusätzlich. Im Kapitel II.3 habe ich erläutert, dass die absolute Mindestmenge Vitamin C für eine gesunde Person 400 mg täglich beträgt. Ein Raucher braucht pro Tag mindestens etwa 1 g Vitamin C. Persönlich halte ich sogar 3 bis 5 g täglich für sinnvoll. Damit haben Sie einen deutlichen besseren Gesundheitszustand als jene Raucher, die kein zusätzliches Vitamin C einnehmen. Wenn Sie als Raucher auch nur eines der folgenden Probleme haben, können Sie davon ausgehen, dass Sie zusätzliches Vitamin C benötigen.

- ✔ häufige und hartnäckige Erkältungen
- ✔ regelmäßige Einnahme von Antibiotika
- ✔ schlecht heilende Wunden
- ✔ Zahnfleischprobleme
- ✔ blaue Flecken bei leichten Stößen

Ich möchte Ihnen nun die ASAP-Studie (Salonen 2000) ausführlich vorstellen, die gezeigt hat, dass zusätzliche Vitamine für Raucher sehr sinnvoll sind. In dieser Studie wurden insgesamt 520 Personen – Raucher und Nichtraucher – darauf hin untersucht, wie Atherosklerose bei ihnen voranschreitet. Das ist ein langjähriger Prozess, der mit kleinen Gefäßverletzungen beginnt und mit einem Gefäßverschluss endet. Die Personen wurden in vier Gruppen eingeteilt und folgendermaßen behandelt:

I. Placebo
II. Vitamin E: 2 mal 136 I. E. täglich
III. Vitamin C: 2 mal 250 mg (Retard) täglich
IV. Vitamin E + Vitamin C

Das Ergebnis war: Nur in Gruppe IV konnte das Fortschreiten der Atherosklerose signifikant gesenkt werden, nämlich um durchschnittlich 45 Prozent. Aufgeteilt nach Rauchern und Nichtrauchern waren die Ergebnisse so: Bei den Rauchern wurde das Fortschreiten der Atherosklerose um 64 Prozent und bei den Nichtrauchern um 30 Prozent gesenkt. Bei Männern mit schon weit entwickelter Erkrankung konnte das weitere Fortschreiten sogar um 74 Prozent gesenkt werden. Die Studie hat darüber hinaus gezeigt, dass sich Vitamin E und C in ihrer Wirkung gegenseitig verstärken. Diese tollen Ergebnisse konnten allerdings nur bei Männern festgestellt werden. Das bedeutet nun keineswegs, dass Raucherinnen keine Vitamine nehmen sollten – ganz im Gegenteil! Sie brauchen vermutlich sogar mehr. Es gibt Hinweise darauf, dass Tabakrauch Frauen mehr schadet als Männern, unter anderem wegen der „Pille". Die in der Studie eingesetzten Vitaminmengen sind meiner Meinung nach als gering einzustufen und zeigten trotzdem beachtliche Erfolge. Größere Mengen hätten wahrscheinlich noch besser gewirkt.

Das folgende tägliche Nährstoffprogramm halte ich für sinnvoll:

Nährstoffe für Raucher
✔ Vitamin C: 3 mal 1 g oder mehr
✔ Vitamin E: 2 mal 400 I. E. + 200 mg Tocotrienole
✔ Zink: 25 mg
✔ Selen: 200 µg
✔ Omega-3-Fettsäuren (EPA/DHA): 1 g oder mehr
✔ Japanischer grüner Tee, zum Beispiel Sencha I: zwei Tassen täglich

V.3
Schlank mit Vitamin B5, B3, Chrom und Glutamin: Meine Diättipps für Sie!

Ich könnte Ihnen jetzt raten, laufen Sie jede Woche über 70 km und reduzieren Sie Ihre Menge an Kohlenhydraten, dann werden Sie rank und schlank. Das wollen Sie nicht hören. Zu Recht! Eine Diät muss praktikabel sein, damit man sie dauerhaft durchhält.
Die gängige Empfehlung bei Diäten lautet: Negative Energiebilanz! Sie müssen also mehr Energie verbrauchen als Sie zu sich nehmen. So wahr dieser Grundsatz auch ist, er muss mit praktischen Tipps unterfüttert werden, die eine Diät erleichtern. Die hoch dosierte Einnahme von Vitamin B5 spielt hier eine entscheidende Rolle. Vitamin B5 ist in der Lage das Hungergefühl zu reduzieren, dadurch ist es möglich, Diäten leichter durchzuhalten. Zwecks Neugier – nicht um abzunehmen – habe ich eine Zeit lang 10 g Vitamin B5 täglich eingenommen. In der Tat ließ sich eine deutliche appetitzügelnde Wirkung feststellen. Vitamin B5 ist in der Praxis schon erfolgreich getestet worden (Leung 1997). Die Probanden wurden auf eine Diät mit 1000 Kilokalorien gesetzt. Zusätzlich erhielten sie 10 g Vitamin B5 täglich. Die typischen Symptome einer solchen Diät wie Schwäche und unerträgliches Hungergefühl blieben aus. Die normalerweise unvermeidliche Bildung von Ketonen konnte im Urin in den meisten Fällen nicht nachgewiesen werden, und wenn doch, dann nur in sehr kleinen Mengen. Ein klarer Beweis für die Richtigkeit der Hypothese. Die Natur hat mit Vitamin B5 einen natürlichen Appetitzügler bereitgestellt. Wie Vitamin B5 wirkt, erläutere ich am Ende des Kapitels im Detail.
Es gibt weitere Nahrungsergänzungsmittel, die das Abnehmen erleichtern können. Hier zu liegen mir keine Studien vor! Sie sind meiner Meinung nach aber hilfreich. Einer dieser Stoffe ist das Spurenelement Chrom. Große Teile der Bevölkerung haben einen Mangel an diesem Spurenelement. Chrom ist unerlässlich für den Stoffwechsel von Kohlenhydraten. Chrom sorgt dafür, dass Kohlenhydrate vermehrt in die Muskulatur statt ins Fettgewebe geleitet werden. Eine weitere Möglichkeit um abzunehmen, könnte darin bestehen, die körpereigene Produktion von

Wachstumshormon auf natürliche Weise anzuregen. Aufbau von Muskelmasse und Abbau von Fett stehen in unmittelbarem Zusammenhang mit der Menge an Wachstumshormon. Mit zunehmendem Alter sinkt die körpereigene Produktion. Ab dem 35–40 Lebensjahr ist es sinnvoll mit folgenden Maßnahmen zu beginnen, die die körpereigene Produktion des Wachstumshormons wieder ankurbeln.

1. Verzichten Sie 2–3 Stunden vor dem Schlafengehen auf jegliche Nahrungszufuhr.
2. Nehmen Sie etwa eine halbe Stunde vor dem Zubettgehen 2 g Glutamin (natürliche Aminosäure) und 500 mg Vitamin B3 in Form von Inositolhexanikotinat ein. Diese beiden Nährstoffe sorgen für eine verstärkte Ausschüttung von Wachstumshormon.

Meine Diättipps:
Zusätzliche Nährstoffe (täglich):

- ✔ Vitamin B5 4 x 2,5 g (als Calcium-d-pantothenat) zwischen den Mahlzeiten
- ✔ Vitamin B3 500 mg (Inositohexanikotinat) vor dem Schlafengehen
- ✔ Glutamin 2 g vor dem Schlafengehen
- ✔ Chrom 2 x 200 µg
- ✔ Vitamin B-50 Komplex 1–2 Tabletten täglich

Wenn Sie Ihr Zielgewicht erreicht haben, können Sie die Menge an Vitamin B5 auf 1–5 g täglich reduzieren.

Allgemeine Ernährungstipps:

- ✔ Essen Sie 2–3 Stunden vor dem Zubettgehen nichts mehr
- ✔ Ernähren Sie sich Ballaststoffreich
- ✔ Verzichten Sie auf Weizen und Mais, verwenden Sie stattdessen z.B. Dinkel, Emmer, Roggen, Hirse, Reis, Buchweizen, Amaranth und Quinoa.
- ✔ Verzichten Sie auf zuckerhaltige Getränke

Ein kleines Sportprogramm:
Viele Menschen haben keine Zeit und vielleicht auch keine Lust für ein ausgiebiges Sportprogramm. Hier einige praktikable Tipps:

- ✔ Nehmen Sie, wann immer es geht, Treppen

✔ Machen Sie Kniebeugen und/oder Liegestütze
✔ Legen Sie sich 0,5 kg Gewichtsmanschetten um Ihre Knöchel und laufen Sie damit den ganzen Tag herum

So wirkt Vitamin B5 als Appetitzügler!
Das Hauptproblem bei Diäten ist, dass sie so schwer durchzuhalten sind. Oft sind Diäten mit einem kaum zu ertragenden Hungergefühl verbunden. Warum hält die Mehrheit der Menschen eine Diät nicht durch, während ein kleiner Teil damit offenbar kaum Probleme hat? Anders gefragt, warum verspüren die meisten Menschen bei Diäten Hunger, einige wenige aber nicht? Genau um dieses Hungergefühl soll es jetzt gehen. Für ein besseres Verständnis müssen wir uns in Grundzügen die biochemischen Vorgänge im Fettstoffwechsel anschauen. Während einer Diät (kalorienreduzierte Ernährung) greift der Körper irgendwann auf das gespeicherte Fett zurück (Depotfett).
Fettsäuren werden im Körper aber nicht direkt verbrannt, sondern müssen aktiviert werden. Dies geschieht mit Coenzym A (CoA), dessen Hauptbestandteil Vitamin B5 ist. Diese aktivierte Fettsäure wird nun in vier Schritten zu einer um zwei Kohlenstoffatome verkürzten aktivierten Fettsäure und einem Molekül Acetyl-CoA (aktivierte Essigsäure) abgebaut. Für diesen Abbau wird im letzten Schritt wiederum ein Molekül CoA benötigt.
So entstehen z.B. beim Abbau der Palmitinsäure (Vorkommen in Käse und Wurst) 8 Moleküle Acetyl-CoA. Dieses Acetyl-CoA wird anschließend im Zitratzyklus weiter zu Kohlendioxid und Wasser oxidiert und liefert so weitere Stoffwechselenergie. So ist es im Idealfall. Der Abbau von Depotfett „verschlingt" große Mengen an CoA, sodass schnell eine Mangelsituation entsteht. An dieser Stelle versucht der Körper durch einen Trick den Fettabbau weiter aufrechtzuerhalten. Evolutionär ist dieses Vorgehen überlebenswichtig gewesen. Es geht aber einher mit einem starken Hungergefühl, weil die Energiegewinnung über diesen Weg nicht so effizient ist. Außerdem kommt es zur Bildung von Aceton. Die großen Mengen an Acetyl-CoA, die beim Fettabbau entstehen, werden nun nicht mehr vollständig im Zitratzyklus oxidiert, sondern es reagieren zwei Moleküle Acetyl-CoA zu Acetoacetyl-CoA, wobei auch ein Molekül CoA entsteht. Acetoacetyl-CoA ist sehr instabil und reagiert schnell weiter zu

Acetoacetat und CoA. Dieses CoA was hier entsteht, kann der Körper benutzen, um weiter Fett abzubauen. Das Acetoacetat reagiert aber irreversibel zu Aceton. Dieses Aceton versucht der Körper über Urin und den Atem zu entsorgen. Deshalb riechen Leute, die Hungern oder eine strenge Diät machen nach Aceton.
Fügt man dem Körper in dieser Situation große Mengen Vitamin B5 zu, so passiert Folgendes: Acetyl-CoA wird in einem viel geringerem Ausmaß zu Acetoacetyl-CoA reagieren, sondern kann im Zitratzyklus oxidiert werden. Es entstehen keine Hungergefühle und keine Ketonkörper (Aceton). Es bildet sich von vorne rein deutlich weniger Acetoacetyl-CoA. Durch die hoch dosierte Vitamin B5-Gabe werden letzten Endes zwei chemische Gleichgewichte verschoben. **Der gesamte Stoffwechsel wird an dieser Stelle durch Vitamin B5 in Richtung optimaler Energieausbeute umgeleitet.**

V.4
Bei Alkoholkonsum müssen B-Vitamine her!

Alkohol ist ein Vitamin- und Mineralstoffräuber. Bei regelmäßig hohem Alkoholkonsum und der damit fast immer einhergehenden Mangelernährung – vor allem besteht meist ein erhebliches Eiweißdefizit – kommt es zu einem chronischen Mangelzustand. Um Schlimmeres zu verhindern, muss die Nahrung mit Ergänzungsmitteln aufgewertet werden. Es werden vor allem Vitamin B-Komplex, zusätzliches Vitamin B3 (Niacinamid), Vitamin C und Magnesium benötigt. Selbst bei gelegentlichem Alkoholkonsum von einer Flasche Wein benötigt der Körper schon recht hohe Dosierungen von über 1000 mg Vitamin B3. Der Alkohol ist verantwortlich dafür, dass die Synthese von Albumin – eines der wichtigsten Köpereiweiße und Trägerstoff für Fettsäuren und Vitamine – durch die Leber regelgerecht einbricht. Vitamin B3 in hohen Dosierungen kann dies verhindern (Volpi 1997). Der Alkoholabbau steht in Konkurrenz zum Fettabbau. Die Leber baut bevorzugt den Alkohol ab und benötigt dafür Coenzym NAD, das aus Vitamin B3 entsteht. Für den Fettabbau steht dieses Coenzym nun nicht mehr zur Verfügung. Zwangsläufig wird nun vermehrt Fett in die Leber eingelagert – so entsteht die Fettleber – und die Triglyceride im Blut steigen an. Dr. Russel Smith (1978) hat zahlreiche Alkoholiker in den USA mit Megadosierungen Vitamin B3 in Form von Niacin – bis zu 3200 mg täglich – erfolgreich behandelt. Der Bedarf der Leber an den Vitaminen B1 und B6 steigt bei Alkoholkonsum ebenfalls dramatisch an. Vitamin C ist unentbehrlich für die Entgiftungsarbeit, die die Leber zu leisten hat. Beim Alkoholabbau entsteht das toxische Zwischenprodukt Acetaldehyd, mit dessen Anstieg sich das Krebsrisiko deutlich erhöht. Vitamin C kann die schädliche Wirkung dieser Substanz merklich abschwächen. Auch die schwefelhaltige Aminosäure Cystein trägt erheblich zur Entgiftung bei. Hohe Dosierungen Vitamin B3 sorgen dafür, dass das giftige Acetaldehyd gar nicht erst hochkonzentriert entsteht. Es wird mit Hilfe von Vitamin B3 zügig in unschädlichen Essig umgewandelt. Grundsätzlich sollten Sie aber Schnaps meiden, da er zu einem nicht unerheblichen Teil sogenannte Fuselöle enthält, die weit toxischer für die Leber sind als normaler Alkohol. Bei Bier und Wein ist dieses Problem deutlich geringer. Das folgende Nährstoffprogramm kann bei Bedarf sehr hilfreich sein.

Nährstoffe bei Alkoholkonsum:

✔ Vitamin B-50 Komplex: 2 bis 3 mal
✔ Vitamin B3 (Niacinamid): 1000 bis 1500 mg
✔ Vitamin C: 3 bis 5 g
✔ Magnesium: 500 mg
✔ Cystein: 2 mal 500 mg

An dieser Stelle eine persönliche Anmerkung: Möglicherweise wird sich manch Leser darüber verwundert die Augen reiben, wie „unkritisch" dieses Buch mit Rauchen, Fettleibigkeit und Alkoholkonsum umgeht. Meine Antwort: Dieses Buch möchte keine Erwachsenen erziehen. Das wäre anmaßend. Aber ich möchte, dass Sie wissen, wie der Stoffwechsel auf Rauchen, Alkohol und zu viel Körperfett reagiert, und Ihnen die Möglichkeit geben, Schäden zu vermeiden.

V.5

Psoriasis: Vitamin D, Alpha – Liponsäure und Fischöl schaffen Besserung!

Schuppenflechte – auch Psoriasis genannt – haben in milder Form viele Menschen. Bei ihnen sind die Streckseiten von Ellenbogen und Knien befallen. Sind aber große Flächen oder der ganze Körpers mit dem schuppenden, silbrig-weißen oder roten Hautausschlag überzogen, ist das für die Betroffenen eine schwere Bürde. Heilung gibt es nicht. Linderung schaffen Photo-Balneo-Therapie, Fumarsäure, Kortison, Retinoide („Vitamin A") und Vitamin D-Abkömmlinge. Die Vitamin D-Abkömmlinge werden meistens äußerlich als Salbe verwendet und sind sehr gut verträglich. Mit weiteren Nährstoffen kann der Krankheitsverlauf günstig beeinflusst werden. So konnte in einer Studie (Mayser 1998) mit 83 Patienten gezeigt werden, dass die intravenöse Verabreichung von Fischölbestandteilen wie 4,2 g Eicosapentaensäure (EPA) und 4,2 g Docosahexaensäure (DHA) (beides Omega-3-Fettsäuren) innerhalb von zwei Wochen die Symptomatik der Psoriasis deutlich verbesserte. Orale Fischölmengen müssen natürlich höher dosiert werden. Eine weitere Untersuchung (Danno 1998) ergab, dass die Kombination von EPA mit einem Retinoid besser wirkt, als wenn das Medikament alleine verabreicht wird. EPA und DHA können auch die Schädigung der Nieren durch Cyclosporin, das in der Therapie der Psoriasis eingesetzt wird, lindern (Simopoulos 2002). An Zellkulturen wurde die Wirksamkeit von Alpha-Liponsäure-Derivaten hinsichtlich ihres Potentials bei der Behandlung von Psoriasis und Neurodermitis erfolgreich getestet (Venkatraman 2004). Da ich auch im Winter viel Sport im Freien treibe, kommt es immer wieder zu kleineren rötlich-juckenden Hautarealen mit Psoriasis. Nichts, wofür ich zum Arzt gehen würde, aber unbehandelt kann man sowas auch nicht lassen. Ich testete also R-Alpha-Liponsäure in einer Dosierung von 3 mal 300 mg täglich. Innerhalb von 5–7 Tagen waren die betroffenen Hautareale verheilt. Der Nährstoff sollte dann aber noch ein bis zwei Wochen länger eingenommen werden, damit es nicht unmittelbar zu einem Rückfall kommt.

Nährstoffprogramm bei Psoriasis

✔ Vermeidung von Omega-6-Fettsäuren
✔ Vermeidung von Zucker
✔ Omega-3-Fettsäuren (EPA und DHA): ≥ 8 g
✔ Vitamin E: 800 bis 1200 I. E.
✔ R-Alpha-Liponsäure 3 mal 300 mg
✔ Vitamin A: 30 000 I. E. – nicht, wenn Sie schwanger sind oder Retinoide einnehmen. Therapeutische Mengen liegen bei ca. 100 000 I. E. täglich Vitamin A. Vorsicht: Längere Einnahme dieser Mengen kann zu Nebenwirkungen führen, die aber reversibel sind.
✔ Vitamin D3: 4000 bis 10 000 I. E.

Wenn Sie mit Vitamin D-Abkömmlingen behandelt werden – oral oder großflächig mit Vitamin D-Salben, besprechen Sie Einnahme unbedingt mit Ihrem Arzt.

V.6

Neurodermitis: Fettsäuren sind ganz wichtig!

Neurodermitis – auch endogenes oder atopisches Ekzem genannt – ist eine häufige Hauterkrankung, die mit starkem Juckreiz einhergeht. Bei einigen Neurodermitikern fehlt das Enzym Delta-6-Desaturase, das Linolsäure in Gamma-Linolensäure umwandelt. Die Betroffenen haben somit einen Mangel an dieser Fettsäure, die unerlässlich für eine intakte Haut ist. Gamma-Linolsäure wird weiter in Dihomo-Gamma-Linolensäure umgewandelt und diese wiederum in Prostaglandin E1 (PGE1), was antientzündliche Wirkungen hat. Einigen Neurodermitikern hilft die sogenannte „Sandwich-Therapie", bei der Gamma-Linolensäure oral und als Salbe – mit Nachtkerzensamenöl – verabreicht werden. Wie bei Psoriasis, kann Fischöl auch bei Neurodermitis hilfreich sein. In einer Studie (Soyland 1994) erhielten die Patienten – Psoriatiker und Neurodermitiker – insgesamt 6g der wirksamsten Omega-3-Fettsäuren Eicosapentaensäure (EPA) und Docosahexaensäure (DHA). Es zeigte sich eine deutliche Verminderung bei einigen Entzündungsparametern. Da diese Krankheit immer mit einer mehr oder minder starken allergischen Komponente einhergeht, halte ich zusätzliches Vitamin C für nötig. Am besten in Form von Calciumascorbat. Neurodermitiker reagieren nämlich oft empfindlich auf Lebensmittel wie saure Zitrusfrüchte, so dass Vitamin C in Form von Ascorbinsäure möglicherweise nicht gut vertragen würde. Spezielle Kleidung mit Silberfäden kann ebenfalls sehr hilfreich sein, da sie die Keimbesiedlung auf der Haut deutlich verringert. Das kann bei Neurodermitikern das Hautbild verbessern. Auch wenn dies keine Maßnahme der orthomolekularen Medizin ist – als Chemiker halte ich diese Therapie-ergänzung für absolut sinnvoll. Ein weiterer wichtiger Nährstoff bei der Behandlung von Neurodermitis könnte Alpha-Liponsäure sein, zumindest wurde dies an Zellkulturen erfolgreich getestet (Venkatraman 2004).

Nährstoffe und Tipps bei Neurodermitis

- ✓ Calciumascorbat: 3 mal 1 g
- ✓ Zink: 30–50 mg
- ✓ eventuell Gamma-Linolensäure: äußerlich als Salbe mit 20 Prozent Anteil Nacht-kerzensamenöl, eventuell innerlich als Kapseln mit Nachtkerzensamenöl – nicht rezeptpflichtig
- ✓ Omega-3-Fettsäuren (EPA u. DHA): ≥ 6 g
- ✓ R-Alpha-Liponsäure 3 mal 300 mg
- ✓ spezielle Kleidung mit Silberfäden

V.7
Morbus Crohn und Colitis Ulcerosa: Linderung durch Möhrensuppe, Fischöl, Bakterien, Lecithin und Weihrauch!

Ich bespreche diese beiden chronisch-entzündlichen Darmerkrankungen, die sich vor allem durch Bauchschmerzen und blutige Stühle äußern, gemeinsam. Auch wenn es einige wichtige Unterschiede gibt, so sind Symptomatik und Therapie doch ähnlich. Darüber hinaus diagnostiziert man bei etwa 10 Prozent der Patienten eine schwer abgrenzbare Mischform beider Erkrankungen. Während bei Morbus Crohn (MC) der komplette Gastrointestinaltrakt – vom Mund bis After – befallen sein kann, beschränkt sich der erkrankte Bereich bei Colitis Ulcerosa (CU) auf den Dickdarm. Würde man ihn vollständig entfernen und einen künstlichen Darmausgang legen, wäre CU „geheilt". Das ist allerdings ein hoher Preis. Bei MC sind außer dem Gastrointestinaltrakt häufig noch andere Organe, wie Haut, Leber, Augen, Gelenke etc. in Mitleidenschaft gezogen. In der Behandlung beider Krankheiten wurden in den letzten Jahren erhebliche Fortschritte gemacht, aus schulmedizinischer Sicht, wie auch in der „sanften" Medizin. Im akuten Schub wird nach wie vor Kortison und 5-Aminosalicylsäure (5-ASA) verwendet, was auch nötig ist, um erst einmal ein gewisse „Ruhe" für den Patienten herbeizuführen. Langfristig eignet sich diese Therapie wegen der Nebenwirkungen nicht. Auch der Wirkstoff 5-ASA, der über ein Jahr – leider nicht länger – etwas besser als Placebo abschneidet, ist für den Patienten keine Lösung. Schulmediziner mit einer zusätzlichen „alternativen" Ausbildung haben schon früh erkannt und darauf hingewiesen, dass gesundheitsfördernde Darmbakterien – man nennt sie Probiotika – sehr nützlich sein können. Dies hat sich im Nachhinein bestätigt (Bischoff 2005, Gill 2004, Schultz 2004). Wer als Erkrankter in der Vergangenheit einen solchen Arzt hatte, wurde differenzierter und damit besser behandelt als von Ärzten, die ausschließlich ihr „Standardkonzept" anwendeten. Bei CU konnte dann auch nachgewiesen werden, dass zwei Kapseln Mutaflor® (E. Coli Nissle 1917;) täglich die Beschwerden freien Zeiträume genauso wirksam aufrechterhält, wie 1500 mg 5-ASA (Kruis 2004). Größere Mengen an Mutaflor wären der entsprechenden Menge an 5-ASA allerdings vermutlich überlegen gewesen. Auch bei MC wurde eine Studie mit Mutaflor durchgeführt, die positive Ergebnisse brachte (Malchow 1997). Der Wirkmechanismus ist sehr überzeugend, so dass man MC-Patienten nur raten kann, Mutaflor auszuprobieren. Bei MC werden im Darm nämlich zu wenig Defensine produziert. Das sind körpereigene Peptide – Eiweiß-ähnliche Moleküle – die antibiotisch wirken. Mutaflor ist in der Lage, einen Teil dieses Defizites in der Darmschleimhaut wieder auszugleichen. Das ist schon eine Kausaltherapie. Mutaflor ist somit 5-ASA auf jeden Fall vorzuziehen. Das Problem ist nur, dass 5-ASA – recht teuer – von den Krankenkassen bezahlt wird und Mutaflor – ebenfalls recht teuer – meist selbst bezahlt werden muss.

Eine sehr preiswerte und wirksame Therapie bei MC ist der Verzehr von Möhrensuppe! Ja, Sie lesen richtig! Im Jahr 2006 entwickelte ich (Klante 2015) die Hypothese, dass Möhrensuppe bei MC wirksam sein muss. Da ich an keiner Forschungseinrichtung arbeite, konnte ich meine Hypothese zunächst nicht belegen. Ich schrieb ein Buch mit dem Titel: „Möhrensuppe statt Kortison“, was 2015 veröffentlicht wurde. Die persönlichen Zuschriften und Bewertungen bei Amazon sind Indizien für die Richtigkeit meiner Hypothese. Bestimmte Kohlenhydrate in der Möhrensuppe docken an Rezeptoren der Darmwand an und verhindern somit, dass Darmbakterien dort andocken, die eine Darmentzündung auslösen können.

Eine weitere Möglichkeit in der Behandlung von MC ist ein Harz-Extrakt aus dem indischen Weihrauchbaum mit dem botanischen Namen Boswellia serrata. In einer Untersuchung konnte Gerhardt (2001) zeigen, dass Boswellia genauso wirksam ist, wie der Standardwirkstoff 5-ASA. Auch hinsichtlich der Nebenwirkungen ist der Pflanzenauszug der 5-ASA überlegen. Die antientzündlichen Eigenschaften von Boswellia beruhen auf der Hemmung des Enzyms 5-Lipoxygenase. Der Hauptwirkstoff in Boswellia serrata heißt 3-Acetyl-11-keto-beta-Boswelliasäure (AKBA). Beim Kauf eines Produktes sollten Sie darauf achten, dass der Anteil an AKBA bei 20–30 % liegt.

Die 5-Lipoxygenase kann auch von Vitamin E gehemmt werden, aber nicht von Kortison oder 5-ASA. Da es sich bei MC und CU um chronisch-entzündliche Prozesse handelt, ist die Verwendung von Omega-3-Fettsäuren

in Kombination mit Boswellia und Vitamin E sinnvoll. Es gibt zahlreiche kleinere Studien (Beluzzi 1996, 2004), die insgesamt entweder positive oder neutrale Ergebnisse bei der Behandlung von MC und CU mit Omega-3-Fettsäuren zeigten. Eine 2007 abgeschlossene Multi-Center-Studie, bei der Omega-3-Fettsäuren während der Ruhephase bei MC eingesetzt wurde, zeigte keine signifikante Verlängerung der Remissionszeit (Tillotts 2007). Aber die Tendenz war positiv. Möglicherweise waren die Fallzahlen zu gering, so dass sich der Vorteil in der Gruppe mit Omega-3-Fettsäuren noch nicht signifikant niederschlagen konnte. Vielleicht war auch der Beobachtungszeitraum zu kurz. In einem Punkt bin ich mir allerdings ziemlich sicher: Die verwendeten Mengen – nur 2,7 g Omega-3-Fettsäuren als EPA und DHA – waren zu gering. Bei einer solch schweren Krankheit muss darauf geachtet werden, dass das Verhältnis von Omega-6-Fettsäuren zu Omega-3-Fettsäuren den Wert von 1 zu 1 nicht überschreitet. Omega-6-Fettsäuren müssen konsequent gemieden werden. Die benötigen Mengen an entsprechenden Omega-3-Fettsäuren schätze ich auf mindestens 4,5 g.
Für CU-Patienten gibt es eine sehr erfreuliche Neuigkeit. An der Universitätsklinik Heidelberg haben Forscher ein spezielles Lecithinpräparat (Retard-Phosphatidylcholin) entwickelt, das so wirksam wie Kortison ist, jedoch keine nennenswerten Nebenwirkungen hat (Stremmel 2005).

Tipps und Nährstoffe bei MC und CU

Morbus Crohn	Colitis Ulcerosa
Zuckerarme Diät	Einen Arzt aufsuchen, der das spezielle Lecithinpräparat verschreiben kann.
Omega-6-FS meiden	Zuckerarme Diät
Omega-3-FS (EPA u. DHA) ≥ 4,5 g	Omega-6-FS meiden
Mutaflor® 2 Kps. (2,5–25×109)	Omega-3-FS ≥ 4,5 g
Vitamin E 400–1200 I.E.	Mutaflor® 2 Kps. (2,5-25×109)
*Vitamin C 3 g	Vitamin E 400–1200 I.E.
200 µg Selen (Synergismus mit	*Vitamin C 3 g
Vitamin E)	200 µg Selen
25–50 mg Zink	25–50 mg Zink
Boswellia serrata (AKBA-Anteil 20–30 %): bis zu 6 Kps. á 400 mg	Boswellia serrata (AKBA-Anteil 20–30 %): bis zu 6 Kps. á 400 mg
Möhrensuppe 2–3 mal tgl.	

* Vitamin C und Zink sorgen dafür, dass die Häufigkeit und Schwere von Infektionen reduziert wird, die Auslöser eines Schubs sein können. Außerdem spielt bei diesen Erkrankungen oxidativer und psychischer Stress eine große Rolle, was den Bedarf an Vitamin C erhöht. Es entsteht jedoch ein Dilemma: Die Vitamin C Mengen müssten eigentlich viel höher sein, würden aber sehr wahrscheinlich den häufigen Durchfall bei diesen Erkrankungen weiter verstärken. Wenn Sie jedoch 10 g oder mehr Vitamin C ohne zusätzliche Durchfälle vertragen, dann nehmen Sie diese Menge.

Bei der symptomatischen Behandlung der Durchfälle kann Vitamin A in hohen Dosierungen – 100 000 I.E. täglich = 10- bis 20-facher Tagesbedarf – vorübergehend eingesetzt werden (Skogh 1980). **Vorsicht: Nicht für Schwangere! Längere Einnahme führt zu Nebenwirkungen!**

V.8
Arthrose, Arthritis und Rheuma: Vitamine und Fischöl helfen

Ich werde die verschiedenen Krankheitsbilder hier nur kurz vorstellen, da eine ausführliche Beschreibung den Rahmen dieses Buches bei weitem übersteigen würde. Arthrose: Degenerative Gelenkerkrankung verschiedenster Ursache. Die bekannteste Form ist die durch Abnutzung bedingte Altersarthrose von Knie- und Hüftgelenken, der „Gelenkverschleiß". Arthritis: Ganz allgemein jede Form von Gelenkentzündung. Es gibt weit mehr als 100 verschiedene Formen der Arthritis, zu denen zum Beispiel auch Gicht und durch virale oder bakterielle Infektionen ausgelöste Gelenkentzündungen gehören. Weitere Formen sind die rheumatoide Arthritis, die besser als „Gelenkrheuma" bekannt ist, sowie die Osteoarthritis. Bei der rheumatoiden Arthritis sind die geschwollenen Fingergelenke weich und empfindlich, während sie bei der Osteoarthritis hart und eher unempfindlich sind. Rheuma: Diese Krankheit umfasst weit mehr als nur Gelenkrheuma. Vom Rheumatismus können auch Muskeln und Organe betroffen sein, so dass sich die Entzündung im ganzen Organismus ausbreiten kann. Grundsätzlich kommt es bei entzündlichen Veränderungen in Gelenken, Muskeln etc. darauf an, das komplexe Entzündungsgeschehen zu kontrollieren. Dazu gehören: Hemmung bestimmter entzündungsfördernder Enzyme zum Beispiel auch durch Vitamin E und Boswellia (Kapitel V.7), sowie die Vermeidung von Omega-6-Fettsäuren , die durch die entzündungsfördernden Enzyme in Substanzen verwandelt werden, die Schmerz und weitere Entzündung auslösen. Nötig ist eine hohe Aufnahme von Omega-3-Fettsäuren aus Fischöl, um die Omega-6-Fettsäuren von diesen Enzymen zu verdrängen, so dass weniger Schmerzen und Entzündungen entstehen (Kapitel II.4). Eine Ausnahme bei den Omega-6-Fettsäuren gibt es allerdings: Gamma-Linolensäure – Nachtkerzensamenöl – hat antientzündliche Eigenschaften. Bei der rheumatoiden Arthritis spielen im Entzündungsgeschehen auch sogenannte aggressive Sauerstoffverbindungen („freie Radikale") eine bedeutende Rolle. Es ist deshalb auch hier sinnvoll, die Vitamine E und C gleichzeitig zu verabreichen, da

sich beide Vitamine in ihrer Wirkung verstärken. Vitamin C ist darüber hinaus an der Produktion von Bindegewebskomponenten beteiligt. Vitamin E ist zusätzlich bei Osteoarthritis sowie Arthrose sehr nützlich (siehe Ariza-Ariza 1998, Beluzzi 2001, Darlington 2001, Kremer 2000, Volker 2000). Bereits in den 40er Jahren des letzten Jahrhunderts behandelte der amerikanische Arzt Kaufmann Arthritis mit Vitamin B3. Die Patienten nahmen das Vitamin in Mengen von 1000 bis 5000 mg täglich ein. Gut 50 Jahre später (Jonas 1996) wurde eine Doppelblindstudie über 12 Wochen an insgesamt 72 Patienten mit Osteoarthritis durchgeführt. Der eine Teil der Patienten erhielt 3000 mg Niacinamid täglich, der andere ein Placebo. In der Vitamingruppe reduzierte sich die Krankheitsheftigkeit um 29 Prozent, während sie in der Placebogruppe um 10 Prozent anstieg. Des Weiteren sank in der Vitamingruppe ein Entzündungsparameter um 22 Prozent und der Bedarf an Medikamenten um 13 Prozent. Die Gelenkbeweglichkeit verbesserte sich dabei deutlich. In der Placebogruppe gab es keine Veränderung. Die Nebenwirkungen waren in beiden Gruppen mild, jedoch in der Vitamingruppe etwas häufiger. Doch hat Vitamin B3 deutlich weniger Nebenwirkungen als das bei Arthritis häufig verwendete Medikament Vioxx, auch „Superaspirin" genannt. Dieses Medikament wurde in der Vergangenheit mit mehreren
10 000 Todesfällen in Verbindung gebracht – und das bei vorschriftsmäßiger Dosierung. Bei Einnahme von 3000 mg – das sind 3 g – Vitamin B3 täglich stirbt niemand! Dafür wären mindestens 200 g Vitamin B3 nötig. Für manche Leute sind die oben erwähnten Besserungen möglicherweise gering. Kaufmann verwies allerdings darauf, dass Vitamin B3 mindestens 4 bis12 Wochen verabreicht werden muss. Es ist also denkbar, dass der maximale Effekt zum Beispiel erst nach 24 Wochen oder noch später erreicht wird. In einigen Fällen musste Kaufmann das Vitamin B3 ein Jahr lang verabreichen, um die maximale Wirkung zu erzielen. Doch dafür haben Arzt und Patient möglicherweise nicht ausreichend Geduld. Sollte der Alterungsprozess irgendwann einmal dafür sorgen, dass ich selbst auch Arthritis bekomme, so würde neben zahlreichen anderen Nährstoffen Vitamin B3 in der Behandlung einen wichtigen Stellenwert haben. Mein Ziel wäre dann, toxische Medikamente wie Vioxx auf ein Minimum zu reduzieren. Im günstigsten Fall könnte ich – außer in der Anfangsphase von bis zu 24 Wochen – sicher ganz auf die Schulmedizin verzichten. Ich

würde mich selbst behandeln und die großen Pharmakonzerne könnten mich weder vergiften, noch mir oder meiner Krankenkasse das Geld aus der Tasche ziehen. Ein weiterer wichtiger Wirkstoff bei der Behandlung der rheumatoiden Arthritis ist das Vitamin B5. Patienten, die bis dahin erfolglos mit Salicylaten behandelt wurden, wurden daraufhin in zwei Gruppen eingeteilt. Die eine Gruppe nahm Salicylate und ein Placebo, während die andere Gruppe Salicylate und viermal täglich 500 mg Vitamin B5 einnahm (Kelly 2011). In der Vitamin-Gruppe nahmen Symptome wie Morgensteifigkeit und Schmerzen signifikant ab.

Nährstoffe bei schmerzenden Gelenken und Rheuma (täglich)

- ✓ Vermeiden Sie Zucker
- ✓ Vermeiden Sie Omega-6-Fettsäuren – außer, wenn Gamma-Linolensäure verabreicht wird
- ✓ Omega-3-Fettsäuren (EPA und DHA): ≥ 4,5 g
- ✓ Vitamin E: 800–2000 mg als gemischte Tocopherole
- ✓ Vitamin C: 3 bis 5 g
- ✓ Vitamin B6: 50 bis 150 mg
- ✓ Boswellia serrata (AKBA-Anteil 20–30 %): 3–6 mal 400 mg
- ✓ Vitamin B3 (als Niacinamid): bei Arthritis in Mengen von 1000 bis 5000 mg
- ✓ Vitamin B5 2 bis 10 g als Calcium-d-pantothenat
- ✓ Glucosamin 1500 mg

V.9
Allergien: Die nächste Saison wird besser! Dank Vitamin C, E und Fischöl!

Dieses Volksleiden kennt jeder, entweder aus eigener Erfahrung oder weil ein Bekannter oder Verwandter daran leidet. Im Volksmund zusammenfassend als Heuschnupfen bezeichnet, kann dieser, wenn er unbehandelt bleibt, den sogenannten „Etagenwechsel" durchmachen und zum Asthma werden. Ich bespreche hier beides. Die Wirkstoffe, die bei diesen Leiden eingesetzt werden, sind im Wesentlichen Kortison und Antihistaminika. Diese Substanzen sind sehr wirksam, aber bei Langzeiteinnahme mit erheblichen Nebenwirkungen verbunden.
Bei allergischen Reaktionen kommt es immer zu einer starken Ausschüttung von Histamin. Diese Substanz ist dann auch für die typischen Symptome wie Juckreiz und laufender Nase verantwortlich. Eine allergische Reaktion kann durch Pollen, Medikamente, Lebensmittel, Staub etc. ausgelöst werden. Es handelt sich um eine Überreaktion des Immunsystems, das annimmt, gewisse Eiweißmoleküle in Pollen und Lebensmitteln seien gefährlich, und versucht sie zu bekämpfen. Viele Wissenschaftler vermuten, die stetige Zunahme von allergischen Erkrankungen hänge mit einem zu hohen Maß an Hygiene in der westlichen Welt zusammen. Für diese Annahme gibt es deutliche Indizien. So sind in Ländern mit geringeren Hygienestandards Allergien seltener, Infektionen aber häufiger. In Deutschland ist es genau umgekehrt. Steigen aber in diesen Ländern, wie zum Beispiel in Osteuropa nach 1989/90, die Hygienestandards, nehmen Allergien signifikant zu. Ein weiterer Hinweis ist, dass Kinder, die auf Bauernhöfen aufwachsen, im Erwachsenenalter seltener Allergien und Asthma haben. Das Immunsystem scheint sich bei zu steriler Umgebung anderweitig zu „beschäftigen". Was kann man bei bestehenden Allergien tun? Neben wichtigen allgemeinen Maßnahmen, wie einer staubarmen Umgebung, Vermeidung bestimmter Lebensmittel und häufigerem Kleidungswechsel können Nahrungsergänzungen hilfreich sein. Hier ist an erster Stelle wieder Vitamin C zu nennen. Bei allergischen Reaktionen wird sehr viel Vitamin C verbraucht! Da Vitamin C mit dem Histamin

reagiert, sind die Reserven schnell verbraucht und hohe Vitamin C-Dosierungen nötig. Darüber hinaus verbessert Vitamin C zusammen mit Vitamin E die Lungenfunktion bei Luftverschmutzung ganz allgemein (Grievink 1999, Romieu 1998). Starke Luftverschmutzung wiederum begünstigt allergische Reaktionen und Asthma, was die Lungenfunktion bei diesen Erkrankungen noch weiter reduzieren kann. Es ist deshalb sinnvoll, die Vitamine C und E gleichzeitig zu verabreichen. Omega-3-Fettsäuren erwiesen sich als sehr hilfreich, um Asthmasymptome zu reduzieren (Broughton 1997, Nagakura 2000) und sind aufgrund ihrer antienzündlichen und immunmodulierenden Eigenschaften ganz allgemein zu empfehlen. Damit die nächste Allergie-Saison für Sie unbeschwerter wird, probieren Sie mal täglich Folgendes aus:

Wichtige Tipps bei Allergien

✓Vermeiden Sie Zucker
✓ Vermeiden Sie Omega-6-Fettsäuren
✓ Vitamin C: 3 g zur Vorbeugung, 10 g oder mehr zur Therapie
✓ Vitamin E: 400 bis 800 I. E.
✓ Zink: 30 mg
✓ Omega-3-Fettsäuren (EPA und DHA): 3–6 g

V.10

Ein gutes Herz durch Vitaminmix und Fischöl

In Deutschland sterben jährlich über 320 000 Menschen an Herzerkrankungen natürlich nicht alle vorzeitig. Hinter dem sehr allgemeinen Begriff „Herzerkrankungen“ verbirgt sich die koronare Herzkrankheit (KHK), die sich wie folgt äußern kann:

- Angina Pectoris („Brustenge“)
- Herzinfarkt
- Plötzlicher Herztod
- Herzinsuffizienz
- Herzrhythmusstörungen
- und andere mehr

Grundsätzlich kann bei KHK davon ausgegangen werden, dass der Herzmuskel zu wenig Sauerstoff bekommt. Die Begriffe Arteriosklerose und Atherosklerose („Arterienverkalkung“) werden heute meistens gleichbedeutend verwendet, obwohl es historisch gesehen kleine Unterschiede gibt. Der Atherosklerose-Prozess soll nun in vereinfachter und gekürzter Form dargestellt werden. Je nachdem, welche Atherosklerose-Theorie zugrunde gelegt wird, sind Initiierung und Beurteilung hinsichtlich des Gewichtes, den der ein oder andere Faktor hat etwas variabel. Einige Fakten sind jedoch unstrittig: Es gibt keine Atherosklerose ohne Blutfette. Ebenso ist unstrittig, dass es im Verlauf von Atherosklerose zu einer immunologischen Reaktion kommt, die zu einer Entzündung führt. Ein hoher, sogar sehr hoher Gesamtcholesterinwert – bis zu 400 mg/dl! – ist jedenfalls kein zusätzlicher Risikofaktor für Herzerkrankungen, wenn gleichzeitig eine hohe Zufuhr von Omega-3-Fettsäuren erfolgt und Omega-6-Fettsäuren vermieden werden (Okuyama 2001). Kurz gesagt bedeutet das, dass gewisse Ernährungssünden durch Omega-3-FS kompensiert werden können.
Der Atherosklerose Prozess beginnt mit einer kleinen Verletzung der Gefäßinnenwand, Intima genannt. Diese Verletzung kann chemische Ursachen haben durch Tabak, Alkohol oder durch chemisch modifizierte

Blutfette. Es können biologische Ursachen sein wie Viren, Bakterien, Parasiten oder physikalisch-mechanische wie Feinstaub, Blutdruckspitzen wegen Stress. Oft treten mehrere Ursachen gleichzeitig auf. An einer solchen „aufgerauten rissigen" Arterienwand kann das Blut nicht mehr 100-prozentig einwandfrei vorbeigleiten, so dass Cholesterinpartikel daran heften können. Das ist kurzfristig betrachtet allerdings noch nicht ganz so problematisch. Die Gefäßwand kann auch wieder repariert werden, wenn genügend Vitamin C vorhanden ist. Ansonsten wird sie nur „fehlerhaft" repariert. An diesem Punkt sind inzwischen viele Wissenschaftler der Ansicht, dass ein chemisch verändertes Cholesterinpartikelchen den Anstoß zur Katastrophe gibt. Es handelt sich um das oxidierte schlechte Cholesterin (oxLDL).
Das „liederliche", „schlechte" LDL ist genau genommen noch gar nicht der Bösewicht.

Vitamin C und E können die LDL-Oxidation verhindern! (Carr 2000).

Doch sind die Verletzungen der Arterienwand einerseits, sowie die Oxidation des LDL andererseits nicht wirklich unabhängig. Sie haben weitgehend dieselben Ursachen. Es ist dieses oxLDL, was in der verletzten Arterienwand eine immunologische Reaktion auslöst. Dabei entstehen Schaumzellen, und es werden Klebstoff-, Anlocker- und Botenstoffmoleküle sowie Wachstumsfaktoren gebildet. Es reichern sich immer mehr Fett, Cholesterin, Blutgerinnsel, Bindegewebe, abgestorbene Zellen etc. an. Die gefährliche Plaquebildung läuft auf Hochtouren. Die Botenstoffe des Immunsystems, wissenschaftlich auch Zytokine genannt, regeln die Immunabwehr, indem sie die chemische Kommunikation zwischen den einzelnen Immunzellen aufrechterhalten. Warum wird so ein toller Abwehrmechanismus zum Problem? Das Immunsystem ist eigentlich dafür geschaffen, wirklich pathogene Eindringlinge wie Bakterien und Viren zu bekämpfen. Dabei darf es heftig zugehen, so dass temporär und lokal begrenzt für diesen Abwehrkampf auch körpereigene Strukturen angegriffen werden können. Das Immunsystem muss eben sichergehen, dass im echten Gefahrenfall wirklich jeder Feind getötet wird. Das Problem ist nun, dass das oxLDL vom Immunsystem als Eindringling betrachtet und von ihm bekämpft wird. Hört sich doch gut an, nicht wahr? Nein! Das ist ein

absolutes Desaster! Warum? Das Immunsystem regiert nämlich genauso, als ob ein wirklich pathogener Eindringling, also ein Bakterium oder Virus vorübergehend mit aller Gewalt bekämpft werden muss. Unser „Eindringling" – das oxLDL – ist aber nicht unmittelbar pathogen, zusätzlich jedoch permanent im gesamten Blut anwesend. Der Kampf des Immunsystems ist eigentlich sinnlos und kontraproduktiv. Es entsteht eine Entzündungsreaktion. Unsere immunologischen Botenstoffe, die Zytokine, haben eben auch die Eigenschaft, als Entzündungsvermittler zu agieren. Es sind dieselben Moleküle! In der pharmakologischen Therapie von Entzündungen wie von Herzerkrankungen ist es wichtig, die Bildung dieser Substanzen zu unterdrücken. Zwei üble Zeitgenossen unter den Zytokinen möchte ich nur kurz erwähnen. Sie haben die Namen Interleukin-1β (IL-1β) und Interleukin-6 (IL-6). Vitamin E und Fischöl reduzieren die Freisetzung von diesen proinflammatorischen Zytokinen, die nachweislich die Arteriosklerose fördern (Devaraj 1999, Simopoulos 2002).
Es ist auch weitgehend unstrittig, dass neben dem erhöhten LDL-Cholesterin auch ein erhöhter Homocysteinwert das Risiko für Herzerkrankungen deutlich anheben kann. Auch jede Form von Durchblutungsstörung steigert das Risiko. Ein gesundes Herz-Kreislauf-System benötigt eine Reihe von Nährstoffen in den optimalen Dosierungen. Dazu gehören Vitamin C, Vitamin E, Vitamin B6, Vitamin B12, Folsäure, Omega-3-Fettsäuren aus Fischöl, Niacin und Lysin. Die Wirkmechanismen dieser Nährstoffe und die zugehörige Literatur habe ich bereits in den entsprechenden Kapiteln erwähnt. An dieser Stelle möchte ich aber noch einige Beispiele anführen. Es ist heute deutlich weiter verbreitet als früher, dass Patienten mit Bypassen oder einem transplantiertem Herzen eine Hochdosis-Vitamintherapie erhalten. In einer Studie (Drossos et al. 2003) konnte an Patienten, die eine Bypassoperation erwarteten, gezeigt werden, dass 2 g Vitamin C eine deutlich stärkere gefäßerweiternde Wirkung haben, als 180 mg des Standardwirkstoffes Diltiazem. Dazu ist Vitamin C viel preiswerter und frei von Nebenwirkungen. Der negative Einfluss von fettem Essen, das die Funktion der Gefäßwände klar herabsetzt, kann durch 1 g Vitamin C und 800 I. E. Vitamin E sicher reduziert werden (Plotnick 1997). Vitamin C reduziert auch die Nitrattoleranz. Dieses Problem betrifft viele Patienten mit Angina Pectoris, bei denen die „Nitro-Kapseln" mit der Zeit nicht mehr die gleiche Wirkung wie zu Beginn der Therapie

entfalten. Vitamin C – 3 bis 6 g täglich – kann dieses Problem beheben. Pauling (McBeath 1993, Pauling 1991,1993) stellte zum Beispiel drei Fälle vor, bei denen die Verabreichung von 3 bis 6 g Vitamin C sowie Lysin bei schwerer Angina Pectoris nach körperlicher Anstrengung eine sehr schnelle Besserung herbeiführte. Hickey, Roberts und Saul (2004 und 2008) postulieren in ihren Büchern Ascorbate – The Science of Vitamin C bzw. Vitamin C: The Real Story die Antioxidant-Network-Therapie bei Herzerkrankungen. Sie ist eine Weiterentwicklung der Pauling-Therapie (siehe auch Pauling u. Rath 1991/1992). Am Ende des Kapitels sind beide Therapien aufgelistet. Nimmt man täglich über 700 mg Vitamin C zu sich, was nur mit Nahrungsergänzungsmitteln möglich ist, reduziert man sein Herzerkrankungsrisiko um 25 Prozent (Knekt 2004). Größere Vitamin C Mengen können das Risiko für Herzerkrankungen sehr wahrscheinlich weiter reduzieren. Das folgende – tägliche! – Nährstoffprogramm kann bei Herzerkrankungen meiner Meinung nach sehr hilfreich sein.

Wichtige Tipps und Nährstoffe für ein gesundes Herz:

✓ Vermeiden Sie Zucker
✓ Vermeiden Sie Omega-6-Fettsäuren
✓ Vitamin C: 3–6 g
✓ Vitamin E: 800 mg (als gemischte Tocopherole)
✓ Coenzym Q10 100–200 mg
✓ Tocotrienole, eine weitere Form von Vitamin E: 200 bis 300 mg
✓ Vitamin B6: 25 mg
✓ Folsäure: 600 µg
✓ Vitamin B12: 50 µg
✓ Omega-3-Fettsäuren (EPA und DHA): 2,5 g oder mehr
✓ Niacin: 100 bis 125 mg zur Durchblutungsförderung oder mindestens 1000 mg als therapeutische Menge in Form von Inositolhexanikotinat

Wenn Sie aufgrund ungünstiger Cholesterin- und/oder Triglyceridwerte sogenannte Statine oder Fibrate als Medikamente bekommen, fragen

Sie Ihren Arzt, ob Vitamin B3 (Niacin) für Sie geeignet ist. Es könnte sich lohnen. Im Coronary Drug Projekt wurde nachgewiesen, dass Niacin im Gegensatz zu Clofibrat lebensverlängernd wirkt (Canner 1986). Die Sterblichkeit konnte nur mit Niacin gesenkt werden – um 11 Prozent. Dieser Unterschied war statistisch hoch signifikant. Vitamin B3 ist den Fibraten überlegen!

Mögliche Therapien für Atherosklerose und KHK:

Nährstoff (täglich)	Pauling-Therapie	Antioxidant-Network-Therapie
Vitamin C	3–6 g	≥6 g
Lysin	3–6 g	3–6 g
Prolin	0,5–2 g	0,5–2 g
Arginin	–	3,5 g
Citrullin	–	1,5 g
Tocotrienole	–	≥ 300 mg
Gemischte Tocopherole	–	≥ 800 mg
R-α-Liponsäure	–	300–600 mg

Erläuterungen: Es handelt sich hierbei um langfristige Therapien, die mindestens sechs Monate durchgeführt werden müssen, damit atherosklerotische Plaques aufgelöst werden können. Ihren maximalen Effekt erreichen sie nach zwei Jahren. Lysin, Prolin, Arginin und Citrullin sind natürliche Aminosäuren. Die Aminosäure Lysin soll mit Vitamin C verhindern, dass sich eine Abwandlung des schlechten LDL-Cholesterin (Lp(a)) an die Gefäßwand heftet. Tocotrienole sind eine weitere Form von Vitamin E. Tocopherole stehen für ein Gemisch aus den natürlichen α,β,γ,δ-Tocopherolen. Sie sind teurer und wahrscheinlich auch etwas wirksamer als das natürliche („normale") Vitamin E (d-α-Tocopherol). Es kann aber auch das „normale" Vitamin E genommen werden. Mit R-α-Liponsäure ist die α-Liponsäure gemeint, die aber in dieser ganz bestimmten „natürlichen Form“ wirksamer ist. Hersteller werden damit werben, wenn sie sie im Angebot haben. Die „richtige“ Liponsäure ist für Sie dann erkennbar.

V.11

Krebs: Bessere Chancen mit Vitamin C-Gigadosis!

Es gibt wohl kaum eine Krankheit, vor der wir mehr Angst haben als vor Krebs. Und das leider zu recht. Das geht mir nicht anders. Jährlich sterben in Deutschland etwa 200 000 Menschen an Krebs. Der überwiegende Teil vorzeitig, also nicht altersbedingt. 2004 titelte der Spiegel zum Sinn der Chemotherapie: „Giftkur ohne Nutzen – Düstere Bilanz im fortgeschrittenem Stadium" (Blech 2004.). Krebs entsteht in einem langwierigen, Jahrzehnte dauernden, Prozess, den man heute in drei Stadien einteilt.

Initiation
In dieser Startphase findet eine Zellschädigung durch Strahlen, wie zum Beispiel UV-Strahlung, durch Chemikalien, wie zum Beispiel Tabakrauch und durch Viren statt, die die Erbsubstanz irreversibel schädigt und eine Mutation auslöst. In diesem Zustand haben die prämalignen Zellen (Krebsvorstufe) noch keine Chance, zu einem Tumor zu reifen. Das Immunsystem, wenn es durch Vitamine und sekundäre Pflanzenstoffe gestärkt wird, ist in der Lage, die Krebs erregenden Substanzen und vorgeschädigten Zellen zu entgiften und zu eliminieren.

Promotion
In dieser Phase wird die Tumorentstehung sozusagen aufrechterhalten und gefördert, wenn dic oben beschriebenen Ursachen nicht minimiert, beziehungsweise eliminiert werden. Die prämalignen Zellen haben sich durchgesetzt, indem sie ihr Erbgut durch permanente Mutation – bedingt durch den ständigen Reiz von Chemikalien, Strahlung und Viren – so weit verändert haben, dass sie sich nun vermehren und sich dem programmierten Zelltod, der normalerweise durch das Immunsystem eingeleitet wird, entziehen können.

Progression
Die Progression ist das finale, nämlich tödliche Voranschreiten des Krebsgeschehens. Hier entwickeln die entarteten Zellen ihre totale Unabhängigkeit, in dem sie eigene Blutgefäße bilden, ein Prozess, der Angiogenese genannt wird. Das ist Basis für die Streuung des Tumors: Er bildet Metastasen. Erst in diesem Zustand kommt es zu einem diagnostizierbaren Tumor. Die Überlebenschancen schwinden.
Die Angiogenese kann sowohl mit grünem Tee als auch mit Vitamin C in hohen Dosierungen gehemmt werden (Mikirova 2008, Yeom 2009). Es gibt aber noch einen weiteren Trick, den Tumorzellen anwenden, um sich in benachbartes noch gesundes Gewebe auszubreiten. Tumorzellen bilden das Enzym Hyaluronidase, das in der Lage ist, Gewebe „aufzulösen". Doch auch dies kann, wie ich in Kapitel II.3 gezeigt habe, Vitamin C verhindern, indem es dieses Enzym hemmt, so dass der Tumor nicht mehr so leicht in gesundes Gewebe eindringen kann. Sehr vereinfacht könnte man Krebs als eine Kollagenose, eine „Bindegewebskrankheit" auffassen. Stärkt man nun das Bindegewebe, so hat der Tumor deutlich schlechtere Chancen zu streuen. Vitamin C ist an mehreren Stellen der Kollagensynthese beteiligt. Dabei wird es in Hydroxylierungsreaktionen verbraucht. Das bedeutet also, wenn es gelingt, durch große Vitamin C-Mengen die Kollagensyntheserate hochzuhalten, kann der Tumor sozusagen „eingekapselt" werden. Vitamin C hat aber noch einen weiteren Anti-Tumoreffekt. Es kann durch seine pro-oxidative Wirkung aggressive Sauerstoffradikale produzieren, für die die Tumorzellen besonders anfällig sind. Tumorzellen fehlen bestimmte Abwehrenzyme, wie zum Beispiel Katalase, Superoxiddismutase, um sich gegen die aggressiven Sauerstoffradikale zu wehren. Gesunden Zellen passiert nichts. Das heißt, **Vitamin C tötet Tumorzellen selektiv!** Diesen Mechanismus habe ich am Ende des Kapitels in einer Übersicht dargestellt. Um diesen tödlichen Effekt zu erreichen, wird Vitamin C am besten intravenös gegeben (Casciari 2001, Liebermann 2005, Riordan 2003). Padayatty und Mitarbeiter (2006) berichteten von drei Patienten mit fortgeschrittenem Krebs – Niere, Blase, Lymphom – deren Überlebenszeit sechs, mindestens neun, beziehungsweise mindestens 10 Jahre nach intravenöser Vitamin C-Gabe betrug. Das ist ungewöhnlich und erfreulich lang. Per Definition gilt in der Medizin eine Überlebenszeit von fünf Jahren bei Krebs als Heilung.

Ein weiterer Vorteil der oralen Verabreichung von Antioxidantien wie Vitamin C, E etc.: Sie erhöhen die Wirkung von Krebsmedikamenten, (Gunn 2004, Prasad 2004, Qi 2005), verringern zugleich die Nebenwirkungen und verlängern die Überlebenszeit (Cameron und Pauling 1976, 1979, Hoffer www.heall.com, Murata 1982). Damit noch nicht genug! Das Zusammenspiel von Vitamin C und Vitamin K3 führt ebenfalls zum Tod von Tumorzellen. Dahinter verbirgt sich ein recht neuer Mechanismus, den man als Autoschizis bezeichnet. Die beiden Vitamine sorgen dafür, dass die Zellmembranen der Tumorzellen geschädigt werden, ihre Zellflüssigkeit, das Cytoplasma verlieren, kleiner werden und nach dieser komplizierten, biologischen „Zerstörungskette" absterben. Der Tumor hat also durchaus Schwachstellen. Meiner Meinung nach ist folgende Vorgehensweise bei Krebs sinnvoll – für mich selbst würde ich jedenfalls so vorgehen!

Strategie bei Krebs:
Suchen Sie sich einen Arzt, der sich mit intravenöser Vitamin C-Therapie auskennt (Therapieprotokoll von Dr. Riordan, siehe unten*). In der Krebstherapie werden 100 g Vitamin C intravenös oder mehr verabreicht. Bei solchen Mengen kann man schon von **Gigadosis-Vitamintherapie** sprechen. Bis Sie einen Arzt gefunden haben: In der Zeit zwischen den i.v.-Vitamin C-Infusionen, beziehungsweise nach Beendigung der i.v.-Therapie kann folgendes Nährstoffprogramm täglich durchgeführt werden:

- ✔ Vermeiden Sie Kohlenhydrate und Omega-6-Fettsäuren!!
- ✔ Vitamin C oral: bis an die Magen-Darm-Toleranzgrenze, erfahrungsgemäß sind das 30 bis 40 g täglich aufgeteilt in viele kleinere Dosen, zum Beispiel 17 mal 2 g; einige Krebspatienten vertragen aber auch 50 bis 100 g Vitamin C täglich.
- ✔ R-α-Liponsäure: 1000 bis 5000 mg, das erhöht die Vitamin C-Wirkung um den Faktor 5 bis 8.
- ✔ Vitamin E: 800 bis 1200 I. E. als liposomales Succinat, 2 bis 3 mal 400 I. E.
- ✔ Vitamin K3: etwa ein Hundertstel der Vitamin C Menge, also bis zu 1 g (1000 mg !). Nicht auf eigene Faust! Nur unter ärztlicher Kontrolle!

- ✓ Zink: 50 mg
- ✓ Selen: 400 bis 600 µg
- ✓ Vitamin: B-50-Komplex
- ✓ japanischer grüner Tee, zum Beispiel Sencha I: 3 mal täglich

* Krebs ist für den Menschen die schrecklichste aller Diagnosen. Ich möchte Ihnen die Vorgehensweise der intravenösen Vitamin C-Therapie, die aus einer über 20-jährigen Erfahrung von Dr. Riordan resultiert, in gekürzter Form vorstellen:
1. Woche: 15 g Vitamin C i.v., 2 bis 3 x wöchentlich
2. Woche: 30 g Vitamin C i.v., 2 bis 3 x wöchentlich
3. Woche: 65 g Vitamin C i.v., 2 bis 3 x wöchentlich
4. Woche: 100 g Vitamin C i.v., 2 bis 3 x wöchentlich

Vereinfachte Übersicht (auf der nächsten Seite): Vitamin C als (pro)-Oxidans bei Krebs***

Vereinfachte Übersicht: Vitamin C als (pro)-Oxidans bei Krebs***

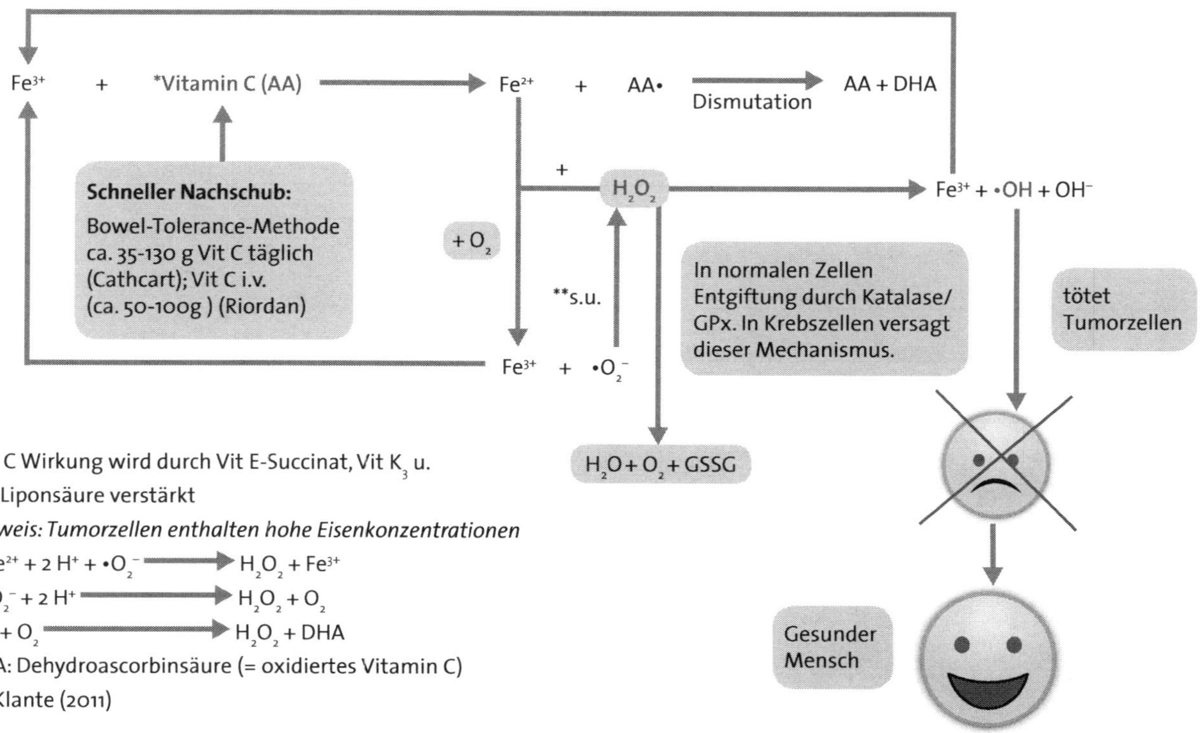

*Vit C Wirkung wird durch Vit E-Succinat, Vit K_3 u. R-α-Liponsäure verstärkt

Hinweis: Tumorzellen enthalten hohe Eisenkonzentrationen

** $Fe^{2+} + 2\,H^+ + \bullet O_2^- \rightarrow H_2O_2 + Fe^{3+}$

$2\,\bullet O_2^- + 2\,H^+ \rightarrow H_2O_2 + O_2$

$AA + O_2 \rightarrow H_2O_2 + DHA$

DHA: Dehydroascorbinsäure (= oxidiertes Vitamin C)

*** Klante (2011)

V.12

Nie mehr erkältet! Dank Megadosis Vitamin C

Hier geht nichts ohne Vitamin C! Auch wenn es unverständlicher Weise immer noch Leute gibt, die das bestreiten. Wahrscheinlich haben sie es selbst nie ausprobiert, oder mit zu geringen Dosierungen. Die Empfehlung, die man dann und wann hört, man solle lieber einen Apfel essen, statt Vitamin C zu nehmen, das eh nichts bewirke, ist jedenfalls grober Unfug. Vielmehr konnte gezeigt werden (Yonemoto 1976), dass Vitamin C die Produktion der Lymphozyten erheblich steigern kann. Das sind weiße Blutzellen, die in der Lymphdrüse entstehen und die Fähigkeit haben, als „Fresszellen" (Phagozyten) zu agieren, wodurch sie für die Immunabwehr von großer Bedeutung sind. 5 g Vitamin C täglich erbrachte eine Steigerung der Lymphozytenmenge auf das 1,83-fache – ein Plus von 83 Prozent! – 10 g erhöhten die Lymphozytenmenge auf das Dreifache – das ist ein Plus von 200 Prozent! Und 18 g täglich sorgten für den vierfachen Wert – ein Plus also von 300 Prozent. Vitamin C wurde drei Tage in Folge verabreicht und sorgte noch eine Woche lang für die erhöhte Lymphozytenproduktion. Hohe Dosierungen Vitamin C erhöhen auch die Antikörperproduktion. Somit beeinflusst Vitamin C sowohl den spezifischen als auch den unspezifischen Teil des Immunsystems. Mit der richtigen Dosis ist es möglich, die lästigen Erkältungen nahezu vollständig zu beseitigen. Trägt man die aufgeführten Messwerte in ein Diagramm ein, ergibt sich in guter Näherung eine Gerade, die als **Faustregel** folgendes Ergebnis liefert: **Mit jedem zusätzlichen Gramm Vitamin C täglich lässt sich das Immunsystem um etwa 17 Prozent stärken.**

Abb. V.12 a

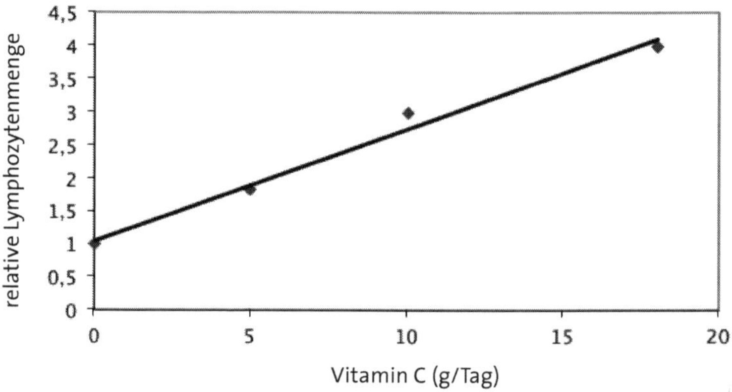

Eine Menge von 18 g Vitamin C pro Tag könnte demnach die Erkältungsdauer auf ein Viertel reduzieren. Eine kühne Extrapolation der Gerade (Abb.V.12 a) auf etwa 50 g Vitamin C pro Tag liefert eine knapp 10-fache Lymphozytenmenge. Dies könnte eine Erkältung auf ein Zehntel verkürzen. Eine normale Erkältung dauert unbehandelt neun Tage. Wie der Volksmund schon sagt: „Sie kommt drei Tage, sie bleibt drei Tage, und sie geht drei Tage". Mit **50 g Vitamin C** könnte die Erkältung somit am ersten Tag besiegt werden. Das würde für eine schwere Erkältung gelten. Für leichtere Erkältungen könnte man ein ebenfalls kühnes, noch optimistischeres Modell veranschlagen, mit dem die Dauer von leichteren Erkältungen in Abhängigkeit von der Vitamin C-Menge abschätzbar ist. Eine Stärkung des Immunsystems um 17 Prozent je Gramm Vitamin C würde eine Erkältung um den Faktor 1 zu 1,17 (= 0,855) verkürzen. Bei 2 g Vitamin C täglich um 0,8552 und so weiter. Aufgrund dieser Annahme ergibt sich das folgende Diagramm:

Abb. V.12 b

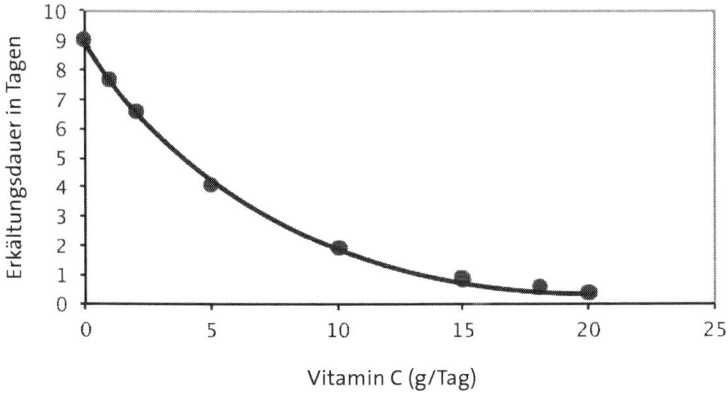

Dieses *Modell* liefert interessante Ergebnisse. Bei 6g Vitamin C täglich sollte demnach die Erkältungsdauer 3,5 Tage betragen. Dieser Wert steht im Einklang mit einer Studie (Pauling 1992, S. 154/155; *Asfora 1977),* bei der fünf Tage lang je 6g Vitamin C verabreicht wurden. Die Erkältungsdauer betrug 3,6 Tage. Wurde die Vitamin C-Therapie erst am dritten Tag gestartet, war sie wirkungslos und die Erkältung dauerte 9 Tage. Man erkennt weiterhin, dass bei **15g pro Tag** die Erkältungsdauer gerade den Wert von einem Tag unterschreitet. Bei **18g Vitamin C pro Tag** beträgt die Erkältungsdauer etwa 0,5 Tage. Diese Ergebnisse stehen im Einklang mit meinen eigenen Erfahrungen sowie den vorgeschlagenen Mengen von Pauling – **18 bis 34g /Tag** – und dem amerikanischen Ernährungswissenschaftler Earl Mindell – **17g Vitamin C /Tag** – um leichtere Erkältungen bereits am ersten Tag vollständig zu beenden. Das bedeutet: Es sollten stündlich 1 oder 2g Vitamin C während des ganzen Tages eingenommen werden. Zusätzlich hat sich eine Initialdosis von 5 bis 10g bewährt. Diese Initialdosis verteilt man auf zwei bis drei Einzeldosen und nimmt sie im Abstand von 20 bis 30 Minuten ein. Lässt man den ersten Tag untätig verstreichen, so springt die Therapie nicht mehr an. Frühes Handeln ist ganz wichtig! Die hohen Vitamin C-Mengen müssen gut eine Woche lang eingenommen werden, wobei in der Regel die Verträglichkeit nach einigen Tagen sinkt und die Dosis daran angepasst werden kann. Mit Zink und unter Vermeidung von Zucker (Kapitel II.3) kann die Wirkung von Vitamin C bei Erkältungen noch deutlich verstärkt werden. Sie fragen sich wahrscheinlich, warum benötigt man so große Mengen an Vitamin C? Hierfür gibt es zwei Erklärungen.

1. Die Halbwertszeit von Vitamin C kann mitunter bei intravenöser Gabe nur etwa eine halbe Stunde betragen. Vitamin C wird also sehr schnell mit dem Urin ausgeschieden. Angenommen, Sie nehmen nur einmal morgens 1 g Vitamin C während Ihrer Erkältung ein, so ist theoretisch betrachtet davon bereits nach 5 Stunden nur noch **ein Tausendstel** übrig. Bei oraler Einnahme mag dieser Wert etwas höher liegen. Viel Vitamin C ist aber sicherlich nicht mehr vorhanden. Die Verabreichung dieser Einmaldosis muss also zwangsläufig schon wirkungslos bleiben. Diese Tatsache ist weitgehend unbekannt.

2. Sind wir gesund, so befinden sich unsere Gewebsflüssigkeiten in einem „reduzierten" Zustand. Im Krankheitsfall – Infektion! – ist es genau umgekehrt. Unser Körper befindet sich in einem „oxidierten" Zustand. Man kann das sogar messen. Ein Maß dafür, wie gesund oder krank man ist, ist das Verhältnis von Vitamin C (reduzierte Form = gesund) zu Dehydroascorbinsäure (oxidierte Form = krank) im Blutplasma: Im gesunden Zustand ist dieser Wert recht hoch und beträgt ungefähr 15. Im Krankheitsfall, wie einer schweren Infektion, kann dieser Wert bis auf 1 absinken. Bei Werten von 0,5 oder darunter tritt der Tod ein (Stone 1972(b)). Dieser Wert kann nur erhöht werden, wenn große Mengen Vitamin C zugeführt werden. Der Spruch: „An apple a day keeps the doctor away", könnte also tödlich sein! Die antioxidative Wirkung von Vitamin C ist vereinfacht auf der nächsten Seite dargestellt.

Die von mir im *Modell* ermittelten Mengen von **15 bis 50 g** Vitamin C pro Tag je nach Schwere der Erkältung finden sich durchaus in der Literatur (zum Beispiel Cathcart 1981, Hemilä 1999(a)) wieder. Dort wurden mit etwa 35 g Vitamin C pro Tag ähnliche Werte aus Jahrzehnte langen Praxisbeobachtungen an Tausenden von Patienten und durch eine Extra-polation anderer Messwerte ermittelt. Es gibt zahlreiche Untersuchungen, die zum Beispiel bei Hemilä besprochen werden. Die ausführliche

Vereinfachte Übersicht: Vitamin C als Antioxidans *

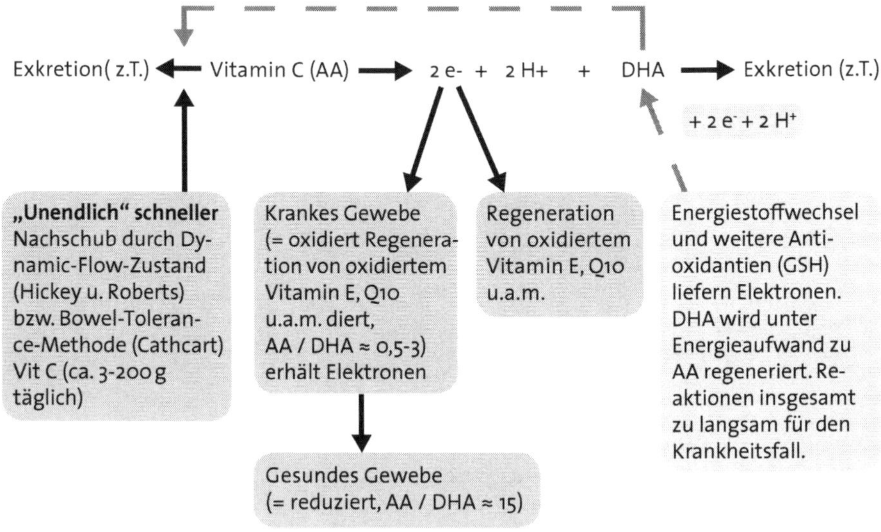

Grauer Pfad: Vorsicht! Keine Abwehr von Krankheiten bzw. keine schnelle Genesung. 5-am-Tag Ernährung heißt grauer Pfad.

Schwarzer Pfad: Super! Abwehr von Krankheiten bzw. schnelle Genesung. Extra Vitamin C heißt schwarzer Pfad.

DHA: Dehydroascorbinsäure (= oxidiertes Vitamin C)

* Klante (2011)

Behandlung würde Dutzende von Seiten füllen. Hier das Wichtigste knapp zusammengefasst:
Bei Kindern ergibt sich eine verkürzte Krankheitsdauer von 13 Prozent bei 1 g Vitamin C pro Tag, beziehungsweise 26 Prozent bei 2 g Vitamin C pro Tag. Höhere Dosierungen würden sehr wahrscheinlich noch besser wirken. Aufgrund eines mehrfachen Körpergewichtes haben diese Mengen bei Erwachsenen natürlich einen geringeren Schutzeffekt. In vielen Studien wurden für Erwachsene dennoch viel zu niedrige Dosierungen von meistens nur 1g pro Tag verwendet, so dass sich oft kein oder nur ein geringer Nutzen von Vitamin C zeigte – Erkältungsdauer: Minus 7 Prozent. Van Straten (2002) konnte in seiner Studie durch Verabreichung

von 2 mal 500 mg täglich die Erkältungsdauer um etwa 40 Prozent verkürzen.
Ein hoher Zuckerkonsum oder die Tatsache, dass ein Virus in einem Jahr etwas aggressiver ist als in den vorangegangenen Jahren, kann dazu führen, dass die grenzwertig niedrigen Dosierungen von 1 bis 3 g Vitamin C täglich wirkungslos bleiben. Bei Dosierungen von durchschnittlich 4 g täglich ergab sich im Mittel eine 20-prozentige Verbesserung, wobei die Heftigkeit des Infekts um 30 bis 50 Prozent geringer war. Eine Menge von 2 g Vitamin C konnte die Anzahl der Lungenentzündungen um 85 Prozent verringern (Hemilä 1999 (b)). Dieses Ergebnis alleine rechtfertigt schon die Einnahme von Vitamin C bei Erkältungen! Es ist wie immer alles eine Frage der Dosis. Ich persönlich halte Mengen von unter 10 g Vitamin C pro Tag bei Erkältungen für schlichtweg „lächerlich". Von einer Studie (Audera, Douglas et al. 2001) wurde behauptet, sie habe endgültig bewiesen, dass Vitamin C bei Erkältungen keinen Nutzen hat. Diese Studie war jedoch geradezu stümperhaft durchgeführt worden. So erhielten die Probanden nur 1 oder 3 g Vitamin C pro Tag, also viel zu wenig, und sollten mit der Behandlung auch erst nach dem Auftreten von zwei Erkältungssymptomen beginnen, was erst nach über 10 Stunden – 11,6 beziehungsweise 10,2 Stunden – der Fall und damit viel zu spät war. Außerdem sollten die Probanden das Vitamin C nur 3 Tage einnehmen, was viel zu kurz war. Mit diesen Kriterien können Sie jede negative Vitamin C-Studie in der Luft zerreißen. Denn mindestens eines der Kriterien wurde bei diesen Studien nicht erfüllt. Wer sich über einen fehlenden Nutzen von Vitamin C wundert, ist einfach nur naiv. Mit derselben Logik könnte man dann auch Antibiotika, Kortison oder andere Medikamente in so geringer Dosis und nur für so kurze Zeit verabreichen, dass keine Wirkung eintritt. Nur ein Tor würde dann behaupten, diese Medikamente seien unwirksam. Bei den Vitaminen ist es aber offensichtlich ganz normal, Minidosen zu verwenden, und dann zu behaupten, sie wirkten nicht. Eine absolut falsche Schlussfolgerung! Aber es ist genau diese Art von Studien, die es immer wieder wie zufällig in die erste Reihe der Nachrichten schaffen. Wenn Sie also in Zukunft wieder passend zur kalten Jahreszeit wohl platziert in den verschiedenen Medien mitgeteilt bekommen, Vitamin C helfe nicht bei Erkältungen, wissen Sie es besser und können sich fragen, wem solche Nachrichten wohl helfen. Ich möchte Ihnen nun meine

erfolgreichen Therapien gegen leichte und schwerere Erkältungen vorstellen, die ich im Laufe der Jahre immer weiter entwickelt habe. Bei schwereren Erkältungen sind oft bis zu 10 Tage lang 30 bis 35 g(!) Vitamin C täglich nötig, wobei die Zinkmenge nicht erhöht werden sollte. Zusätzlich kann Vitamin A für 7–10 Tage in Dosierungen von 100 000 I.E täglich genommen werden. **Nicht für Schwangere!** Vitamin A ist ein sehr effizienter Schutzstoff für die Schleimhäute. Bei sehr schweren Erkältungen und Grippe sind Mengen von 60 bis 100 g oder mehr Vitamin C täglich nichts Ungewöhnliches. Grundsätzlich gilt für die Vitamin C-Einnahme: Eher etwas mehr und länger, als zu kurz und zu wenig. Dieser Ratschlag wäre bei Medikamenten fatal. Beim Vitamin C ist er genau richtig.

Meine Therapie gegen leichte Erkältungen:

Tag	Vitamin C	Zink
1.	15 g (10 ×1,5g) + 5 g Initialdosis	75 mg(5×15mg)
2.	15 g	75 mg
3.	15 g	75 mg
4.–5.	12 g	60 mg
5. – 7.	10 g	60 mg
8.–	5–8 g	30 mg

In den ersten beiden Tagen sollte komplett auf Kohlenhydrate verzichtet werden, weil sie die Wirkung von Vitamin C schwächen. Bei dieser Therapie habe ich, wenn überhaupt, am ersten Tag eine sehr schwache Symptomatik. Am zweiten Tag merke ich definitiv nichts mehr. Das Virus in mir bleibt aber weiter gefährlich, so dass ein vorzeitiger Therapieabbruch zu einem Rückschlag führen könnte. Kommt die Symptomatik bei Dosisreduktion zurück, muss die Vitamin C-Menge sofort wieder erhöht werden.

V.13
Herpes Simplex:
Mit dem werden wir auch noch fertig!

Jeder kennt ihn, keiner mag ihn: Herpes Simplex. Dieses Virus verursacht die äußerst unangenehmen Lippenbläschen. In schweren Fällen können aber durch Schmierinfektion auch große Gesichtsteile oder andere Körperbereiche befallen sein. Wenn Sie von diesem Virus ständig belästigt werden, drehen Sie den Spieß ab heute um! Es hat sich gezeigt, dass die Aminosäure Lysin eine günstige und die Aminosäure Arginin eine ungünstige Rolle bei der Bekämpfung des Virus spielen. Üblicherweise verwendet man bei diesem Leiden eine Lippensalbe mit dem Wirkstoff Aciclovir. Die Substanz wirkt jedoch nur ganz zu Beginn des Virusbefalls und selbst dann oft nur eingeschränkt. Sobald die Bläschen aufgegangen sind, entfällt die Wirkung. Ich habe sehr gute Erfahrungen mit Lysin gemacht, was auch noch wirkt, wenn man mal zu lange gewartet hat und die Lippenbläschen offen sind. Meine Vorschläge für die tägliche Nahrungsergänzung:

Nährstoffe gegen Herpes

Vorbeugung:
✔ Vitamin C: 3 bis 5 g
✔ Zink: 30 mg
✔ Lysin: 1 g
Wenn Sie sehr empfindlich sind, versuchen Sie Nüsse, Schokolade und Süßspeisen mit Gelantinezusatz (Gummibärchen) zu vermeiden, diese Lebensmittel enthalten viel Arginin, was die Vermehrung von Herpesviren begünstigt.

Therapie (jeweils täglich):

- ✓ Vitamin C: 5 bis 10 g oder mehr
- ✓ Zink: 50 mg
- ✓ Lysin: 3 bis 6 mal 1g zwischen den Mahlzeiten mit Wasser, nicht mit Protein
- ✓ Vitamin E-Kapsel (400 I. E.): anstechen und das Öl dreimal täglich auf die befallene Stelle auftragen oder
- ✓ Vitamin E-Salbe: 10 Kapseln mit 400 I. E. anstechen und das Öl in 100 g Vaseline anrühren und nach belieben auftragen

V.14
Multiple Sklerose: Vitaminprogramm aus Kanada kann helfen

Die Erkrankung geht einher mit einer Demyelinisierung von Nervenfasern. Dabei wird die fettartige Ummantelung der Nerven zerstört. Als Ursache wird unter anderem eine Infektion mit einem sogenannten Slow-Virus diskutiert, der erst nach Jahren oder Jahrzehnten die typischen Symptome, wie zum Beispiel Hirnnervenausfälle, Sensibilitätsstörungen, spastische Lähmungen und anderes mehr auslöst. Bei schweren Verläufen endet diese Krankheit immer im Rollstuhl. Im akuten Schub sind hohe Dosen Kortison sinnvoll. Aber man kann viel mehr machen. Bei MS spielen chronisch-entzündliche Prozesse im Krankheitsverlauf eine bedeutende Rolle. Deshalb setzt man bei MS auch Omega-3-Fettsäuren ein, die diese entzündlichen Vorgänge abschwächen (Beluzzi 2001, Gallai 1995). Mit Fischölen lässt sich das schubfreie Intervall verlängern. Es gibt noch weitere Nährstoffe, die diese Krankheit positiv beeinflussen können. Ich möchte Ihnen das Nährstoffprogramm, das der kanadische Arzt Dr. A. Hoffer (2008(B)) bei MS angewendet hat, mit Ergänzungen vorstellen.

Tägliche Nährstoffe bei MS:

✔ Vitamin B3 (Inositolhexanikotinat oder Niacinamid): 500 bis 1000 mg
✔ Vitamin C: 3 g oder mehr
✔ Vitamin D3: 5000 bis 15000 I. E.
✔ Vitamin B: 2 mal 50-Komplex
✔ Zink: 30 mg
✔ Omega-3-Fettsäuren (EPA/DHA): 1 g *

* Die Menge an Omega-3-Fettsäuren halte ich für zu gering. Ich würde mindestens 4,5 g täglich einnehmen.

Zusätzlich empfehle ich eine strenge Vermeidung von Zucker und Omega-6-Fettsäuren. Darüber hinaus sind 800 bis 1200 I. E. Vitamin E täglich sinnvoll.

V.15

Sonnenschutz von innen: Mit Vitamin C, Vitamin E und Carotinoiden

Wer sich viel im Freien aufhält – beruflich oder privat –, der muss in der Zeit von April bis September selbst in unseren Breitengraden und geringer Höhe ü NN regelmäßig Sonnencreme verwenden. Das ist lästig und unpraktisch zugleich. Wenn Sie sich im Sommer eincremen, läuft Ihnen der Schweiß schon oft vor großer körperlicher Betätigung runter, so dass die Wirkung der Sonnenmilch schon wieder reduziert ist. Die allermeisten Leute werden sich auch nicht mehrmals am Tag an allen Körperpartien, die der Sonne ausgesetzt sind, eincremen. Ist das überhaupt wünschenswert? Intensiver Gebrauch von Sonnenmilch bringt nicht selten Hautirritationen oder Schlimmeres mit sich. Ob Sonnenbrand oder nicht, eine Schädigung der Haut bei Sonneneinstrahlung tritt in kleinem Umfang immer ein. Die Lösung lautet Schutzkleidung und Sonnenschutz von innen. Das Ausmaß der Hautschädigung durch UV-Strahlung lässt sich einmal sehen, spüren (Sonnenbrand) aber auch biochemisch messen. Wenn unsere Erbsubstanz DNS durch UV-Strahlung geschädigt wird, dann wird das DNS-Molekül chemisch verändert. Es bilden sich sogenannte Thymindimere. Thymin ist eine von vier DNS-Basen. Zwei Thyminmoleküle die direkt nebeneinander liegen verbinden sich. Was nichts anderes bedeutet, dass unsere Erbsubstanz geschädigt ist. Wiederholt sich die Schädigung wieder und wieder, so sind die natürlichen Reperaturmechanismen überfordert und es kommt zum Hautkrebs.

In einer kleinen Untersuchung an 18 Probanden (Placzek 2005) wurde die Bildung von Thymindimeren nach UV-Bestrahlung sowie die Strahlungsdosis gemessen, die gerade eine Rötung hervorruft. Die 3-monatige Einnahme von täglich 2 g Vitamin C und 1000 I.E- d-alpha-Tocopherol (ca. 670 mg) reduzierte die Bildung von Thymindimeren um 41 %. Die Strahlungsdosis, die nötig war, um gerade eine Rötung hervorzurufen, erhöhte sich um 41 %. Das bedeutet, dass die Haut mehr UV-Strahlung aushält. In einer früheren Untersuchung der Forschergruppe zeigte sich bereits nach einer Woche Vitaminergänzung eine Zunahme um 21 % der

benötigten Strahlungsdosis, um gerade eine Rötung hervorzurufen. Beide Vitamine für sich alleine betrachtet, sind wirkungslos.
Seit langem ist bekannt, dass β-Carotin einen gewissen Schutz vor Sonnenbrand liefert. Stöbert man im Internet herum, so stößt man in diesem Zusammenhang auch auf Astaxanthin, einem maritimen Carotinoid.
Ich habe erstmals im Jahr 2017 komplett auf Sonnenmilch verzichtet und diese durch die Einnahme von Carotinoiden, Vitamin E und C ersetzt. Null Sonnenbrand!

Folgende Nährstoffe habe ich **2017** täglich als Sonnenschutz eingenommen:
✓ 26,6 mg β-Carotin
✓ 15 mg Lycopin
✓ 1000 mg natürliche gemischte Tocopherole (hauptsächlich d-alpha und d-gamma Tocopherol)
✓ 5 g Vitamin C

2018:
✓ 13,3 mg β-Carotin
✓ 15 mg Lycopin
✓ 24 mg Astaxanthin
✓ 700 mg natürliche gemischte Tocopherole
✓ 5 g Vitamin C

Dieses Sonnschutzprogramm gilt für unsere Breitengrade und Höhen ü NN < 200 m!

Versuchen Sie es erst gar nicht, sich ungecremt im Hochsommer auf „Malle“ in die Sonne zu legen.

V.16

Lupus Erythematodes: Vitamin B5 und Vitamin E packen das Übel an der Wurzel

Der kutane (cutis = Haut) Lupus Erythematodes (CLE) ist eine Hautkrankheit. Befällt er auch innere Organe, so spricht man vom systemischen Lupus Erythematodes (SLE). Die Hauterscheinungen im Gesicht gaben dieser Krankheit schließlich ihren Namen. Lupus ist lateinisch und heißt auf Deutsch Wolf. Ein Erythem ist eine Rötung. Übersetzt heißt LE also Wolfsröte. Sie wird oft auch als Schmetterlingsflechte bezeichnet. Erstmals wissenschaftlich beschrieben wurde diese Erkrankung 1851 vom französischen Arzt Pierre Louis Cazenave. LE tritt bei Frauen etwas häufiger auf als bei Männern. Der SLE tritt jedoch 8–10-mal (!) häufiger bei Frauen auf. Der SLE gehört zu den Kollagenosen (Bindegewebserkrankungen) und somit zu den rheumatischen Erkrankungen.

Typisch für den LE ist eine ausgeprägte Lichtempfindlichkeit. Sonneneinstrahlung kann die Hautsymptome auslösen bzw. verschlechtern. Nicht selten sind Gefäßentzündungen, die eine beschleunigte Arteriosklerose zur Folge haben. Als Ursache gilt allgemein ein Fehlerhaftes Immunsystem. LE ist also eine Autoimmunerkrankung. Die Erkrankung wird Seitens der Schulmedizin mit sehr starken Medikamenten behandelt. Kortikoide sind da nicht mal das größte Übel. Antimalaria-Mittel, Krebsmedikamente u.a.m. gehören dazu. Die orthomolekulare Medizin liefert einen alternativen Blick auf die Erkrankung.

Der chinesische Arzt Lit-Hung Leung vertritt die Hypothese, dass LE ebenso wie Akne eine Vitamin B5-Mangelkrankheit ist. Lange bevor Leung 2007 seine Theorie veröffentlichte, hat der amerikanische Arzt Ashton L. Welsh bereits 1952 einen Artikel über die erfolgreiche Behandlung von Lupus-Patienten mit massiven Dosen an Vitamin B5 und Vitamin E veröffentlicht, damals noch mit synthetischem Vitamin E. Das empfehle ich heutzutage nicht mehr, sondern ein Gemisch von natürlichen Tocopherolen.

Die Vitamin B5-Theorie des Lupus Erythematodes!
Eine neue Theorie sollte im Idealfall alle Phänomene einer Krankheit erklären können.
Bei LE stellen sich folgende Fragen, die durch die schulmedizinischen Ansätze nur unzureichend erklärt werden können.

1. Warum wird LE durch Medikamente ausgelöst, die offensichtlich nichts miteinander zu tun haben?
2. Warum tritt der SLE bei Frauen bis zu 10-mal häufiger als bei Männern auf?
3. Warum haben Kortikoide, Vitamin D und DHEA einen günstigen Einfluss auf LE?

Zu 1:

Es gibt Dutzende von Medikamenten, die LE auslösen. Es würde den Rahmen dieses Buches bei weitem übersteigen, alle diese Medikamente zu besprechen.
Um das biochemische Prinzip zu veranschaulichen, genügt es, die drei hauptverantwortlichen Medikamente zu betrachten. Es handelt sich um Procainamid, Hydralazin und Isoniazid. Procainamid wird gegen Herzrhythmusstörungen, Hydralazin zur Gefäßerweiterung bei Bluthochdruck und Isoniazid bei Tuberkulose eingesetzt. Die chemischen Strukturen dieser drei Medikamente sind auch hinreichend verschieden, sodass ein gemeinsamer biochemischer Wirkmechanismus über gleiche Rezeptoren oder Enzyme eher unwahrscheinlich ist. Was aber haben diese LE auslösenden Stoffe gemeinsam? Jedes Medikament muss letztlich vom Körper metabolisiert bzw. entgiftet werden. Dies geschieht z.B. durch Hydrolyse (Reaktion mit Wasser), durch Hydroxylierungen – dabei wird Vitamin C verbraucht – oder durch Acetylierungen. Dabei werden große Mengen Acetyl-CoA benötigt.
CoA bedeutet Coenzym A. Das A steht für die Übertragung von Acyl-Gruppen, zu denen eben im einfachsten Fall die Acetyl-Gruppe gehören kann. CoA besteht aus drei Molekülen:
ATP, Cystein und **Pantothensäure (Vitamin B5).**

Der Abbau dieser drei Medikamente verursacht letzten Endes einen Mangel an Vitamin B5. Das ist die Gemeinsamkeit!
Diese Stoffwechselhypothese erklärt sogar, warum Isoniazid nicht so stark auslösend auf LE wirkt wie die beiden anderen Medikamente. Während Procainamid und Hydralazin ausschließlich über den Acetylierungsprozess „entsorgt" werden, gibt es beim Isoniazid noch die Hydrolyse. D.h. Isoniazid erzeugt nicht so einen ausgeprägten Mangel an VitaminB5.

Zu 2:

Der Erkrankungsgipfel von SLE liegt etwa bei 20–40 Jahren. Rund 90 % der Erkrankten sind Frauen. Warum ist das so?
Während beim Mann das weitaus mengenmäßig wichtigste Sexualhormon Testosteron ist, sind es bei der Frau gleich mehrere Sexualhormone. Dazu gehören z.B. Progesterine, Öströn und Östradiol. Der weibliche Sexualhormonstoffwechsel ist komplexer als beim Mann. Wir ahnen schon, worauf es hinaus läuft. Der weibliche Organismus schüttet in der Summe deutlich mehr Sexualhormone aus als der männliche Organismus. Das Verhältnis liegt in etwa bei 3–4:1.
Die Sexualhormone werden allesamt aus Cholesterin synthetisiert. Das Cholesterin wiederum wird systematisch aus Acetyl-Gruppen mittels Acetyl-CoA aufgebaut. Größere Mengen an Sexualhormonen bedeuten letzten Endes einen höheren Bedarf an Acetyl-CoA und somit an Vitamin B5.

Das ist die Erklärung für dieses dramatische Geschlechterverhältnis bei dieser schweren Erkrankung.

Zu 3:

Patienten mit LE bekommen als Standardmedikament häufig Kortikoide. Nicht selten wird auch ein deutlicher Mangel an Vitamin D festgestellt. Zusätzliche Gaben dieses Vitamins verbessern das Krankheitsbild. Neuerdings wird auch das Anti-Aging Hormon Dehydroepiandrosteron (DHEA) erfolgreich verabreicht. DHEA ist in den USA übrigens seit langem frei verkäuflich erhältlich. Alle drei genannten Stoffe werden aus

Cholesterin hergestellt und wie oben beschrieben, benötigen sie somit für ihre biochemische Synthese Acetyl-CoA und somit Vitamin B5.
Diese Stoffe haben einen CoA-sparenden Effekt. Das ist die Gemeinsamkeit!
Der SLE verursacht über Jahre und Jahrzehnte starke Entzündungen in den Blutgefäßen. Tocopherole (Vitamin E) kombiniert mit Vitamin C haben diesbezüglich eine starke entzündungshemmende Wirkung.
Das folgende Nährstoffprogramm sollten Sie aus logischen Gründen zusätzlich zu Ihrer Medikation einnehmen und nicht stattdessen. Ist eine deutliche Besserung eingetreten, müssen Sie und Ihr Arzt entscheiden, welche Medikamente Sie reduzieren oder gar absetzen wollen. Vor allem aber brauchen Sie Geduld. Ein merklicher Wirkungseintritt kann, je nachdem wie lange die Krankheit besteht, 1–4 Monate dauern.

Mein Vitaminprogramm bei LE (täglich.):

✓ Vitamin B5 (als Calcium-d-pantothenat): 10–15 g
✓ Vitamin B50-Komplex 1–2 Tabletten
✓ Natürliche gemischte Tocopherole:
d-alpha-Tocopherol: 800–1000 mg (entspricht 1200–1500 I. E.)
d-gamma Tocopherol: 300–500 mg
✓ Vitamin C: 3–6 g

V.17
Akne: Hilfe durch Zink und Vitamin B5

Akne vulgaris (gewöhnliche Akne) ist eine chronische Hauterkrankung, von der besonders Jugendliche und junge Erwachsene betroffen sind. Rote, eitrige Pusteln können große Areale des Gesichts, der Oberarme und des Rückens befallen. Der Leidensdruck der Betroffenen ist mitunter so groß, dass etwa 25 % an Selbstmord denken (Ochsendorf 2013, Dunn 2011). Der Krankheitsverlauf ist komplex und multifaktoriell.
Jahrzehnte lang wurde dem Akne-Bakterium Propionibacterium acnes (P. acnes) große Bedeutung bei der Schwere von Krankheitsverläufen beigemessen. Dies hat sich nicht bestätigt. Die Anzahl der Bakterien auf der Haut korreliert nicht mit dem Schweregrad der Erkrankung. Es gibt über 100 Bakterienstämme vom Typ P. acnes auf menschlicher Haut, von denen aber nur sehr wenige aber dafür sehr intensiv am Akneverlauf beteiligt sind (McDowell 2012). Was nichts anderes bedeutet, dass Antibiotika nur eine limitierende Wirkung haben und in der Vergangenheit und heute von den meisten Ärzten noch viel zu arglos bei Akne verschrieben wurden und werden.

Wie entsteht Akne?

Mit dem Eintritt in die Pubertät unterliegen alle Mädchen und Jungen deutlichen hormonellen Veränderungen. Für Akne spielt das Hormon Testosteron die entscheidende Rolle. Dieses Hormon haben auch Frauen. Ebenso verfügen Männer über Östrogene. Aber längst nicht alle Jugendlichen bekommen Akne und viele auch nur eine sehr milde Form. Es muss also noch eine genetische Disposition vorliegen.
Testosteron wird vom Enzym 5-alpha-Reductase in 5-alpha-Didydrotestosteron (DHT) umgewandelt. DHT dockt nun an Rezeptoren der Talgdrüsen an. Bei einer entsprechenden Überempfindlichkeit der Rezeptoren auf DHT entsteht dann Akne. Besonders viele Talgdrüsen befinden sich im Gesicht, Rücken, Brust und Armen. Die so stimulierten Talgdrüsen produzieren reichlich Talg (Hautfette). Damit einhergehend, kommt es

zu Verhornungsstörungen an der Hautoberfläche. Der Talg kann nicht abfließen. Die mit Talg prall gefüllten Haarfolikel werden als gelbliche Mitesser sichtbar. Weiten sich die Poren, so oxidiert der Talg und wird schwarz. Er kann nun wieder etwas nach außen abfließen. Das ist der Nährboden für Bakterien wie P. acnes, die sich immer auf der Haut befinden. P. acnes zersetzt den Talg zu freien Fettsäuren und löst somit eine Entzündungsreaktion aus.

Wie wird Akne therapiert?

Die Standardmedikation der Schulmedizin ist eine Kombination aus Retinoiden (Vitamin A-Abkömmlingen) und Antibiotika.
Vitamin A und seine verwandten Verbindungen beschleunigen die Zellerneuerung des Epithels, so dass die Verhornungsstörungen der Hautoberfläche beseitigt werden. Man bezeichnet Retinoide auch als Schälmittel. Retinoide haben leichte bis mittelschwere aber reversible Nebenwirkungen. Vor allem deshalb, weil jede Akne-Therapie in der Regel auf 3–9 Monate angelegt ist. Die Nebenwirkungen können sein:
Trockene Haut, Muskelschmerzen, Kopfschmerzen, Erhöhung des Cholesterinwertes und der Triglyceride. Bei einer Retinoid-Therapie müssen deshalb alle 4 Wochen Blutabnahmen erfolgen. Bei der Verwendung von Antibiotika besteht das Risiko von Resistenzen. Bei lang anhaltender oraler Antibiotikagabe kommt es zu Störungen der Darmflora. Die Orthomolekulare Medizin setzt auf eine Ernährungsumstellung sowie auf Vitamine und Mineralstoffe.

Die Ernährung bei Akne:

Jahrzehnte lang galt das Dogma der Schulmedizin, dass Ernährung keinen Einfluss auf den Krankheitsverlauf hat. Das widersprach allerdings Beobachtungen von Ärzten und Therapeuten, die sich auch mit alternativen Therapieansätzen beschäftigten. Ein exzessiver Konsum von Kuhmilchprodukten galt schon lange als ein möglicher Faktor, der Akne verschlimmern kann.

Kuhmilchprodukte (Ausnahme Käse), Zucker, Stress und Nikotin gelten mittlerweile als sichere Faktoren, die den Akneverlauf erheblich verschlechtern. (Melnik 2009, Berg 2011)
Naturvölker, die sich auch heute noch natürlich ernähren, kennen praktisch keine Akne. Die Ernährungshypothese erklärt auch, warum immer mehr junge Erwachsene Akne bekommen.
Und was machen Jugendliche?
Sie konsumieren unfassbare Mengen an Industriezucker und Weißmehlprodukten. Ach ja! Sie fangen natürlich genau in dieser Zeit mit dem Rauchen an.

Nahrungsergänzung bei Akne:

Die wichtigsten Nährstoffe bei Akne sind Zink und Vitamin B5.

Zink wird natürlich nicht elementar verwendet, sondern in Form seiner anorganischen und organischen Salze. Genau genommen spricht man also von Zinkionen (Zn^{2+}). Wenn in diesem Buch von Zink die Rede ist, ist Zn^{2+} gemeint.

Zinkionen greifen gleich an mehreren Stellen positiv in den Stoffwechsel und verbessern das Krankheitsbild.

1. Zink hemmt das Enzym 5-alpha-Reductase, wodurch weniger DHT entsteht. Dadurch werden die Talgdrüsen weniger stark stimuliert.
2. Zink wirkt bakteriostatisch auf P. acnes.
3. Zink wirkt über mehrere Mechanismen entzündungshemmend.
4. Beseitigung von Zinkmangel, der bei Akne sehr häufig auftritt.

Zink kann sowohl topisch als auch oral verabreicht werden. Bei der topischen Applikation besteht immer ein Risiko einer anfänglichen Hautreizung und Erstverschlimmerung.

In einer der ersten Studien (Hillström 1977) wurde die Wirkung von oralem Zinksulfat auf das Aknegeschehen untersucht. Eine doppelt-blind Studie mit 91 Patienten, bei der 48 Patienten Zinksulfat erhielten, ergab nach 12 Wochen hochsignifikante Verbesserungen gegenüber der Placebo-Gruppe. In dieser Studie erhielten die Patienten der Zinkgruppe zweimal tägl. 45 mg Zn^{2+}. 45 mg Zn^{2+} entsprechen ca. 200 mg Zinksulfat-Heptahydrat. Das ist gängigste Zinksulfatverbindung, da sie stöchiometrisch stabil und sehr preiswert ist. In einem gut recherchierten Übersichtsartikel (Cervantes 2017) werden insgesamt 32 Studien aufgelistet, in denen Zinkverbindungen bei Akne eingesetzt wurden. In 26 Studien gab es durch die Verabreichung von Zink eine Verbesserung zur Ausgangslage. Insgesamt lässt sich festhalten, dass Zink schwere Akneverläufe alleine nicht heilen kann. Aber umgekehrt gilt auch: Schwere Akneverläufe können ohne Zink nicht zufriedenstellend therapiert werden. In Großbritannien und Schweden gehören Zinkpräparate längst zur Standardmedikation bei Akne.

Vitamin B5 (Pantothensäure)

Akne ist vor allem eine Vitamin B5-Mangelkrankheit! Das ist eine kühne Hypothese. Die folgenden Ausführungen stützen diese Annahme. Der oben beschriebene Entstehungsprozess von Akne stellt in gekürzter Form den allgemein akzeptierten Mechanismus dar. Es gibt jedoch einige Fakten, die lassen sie damit nur unzureichend erklären.

1. Warum stimuliert körpereigenes Testosteron den Akne-Prozess, aber von außen zugeführtes Testosteron nicht?
2. Wenn Testosteron ein entscheidender Faktor ist, warum haben die Geschlechter gleich häufig Akne?
3. Warum haben Jugendliche mit und ohne Akne gleich hohe Testosteronwerte im Blut?
4. Wie kommt es zur „Stressakne“?

Die dritte Frage kann noch vom gängigen Aknemodell erklärt werden. Trotz gleicher Testosteronwerte können der DHT-Spiegel und die Empfindlichkeit der Talgdrüsen unterschiedlich sein. Die Fragen 1, 2 und 4 lassen sich aber nicht mehr beantworten, somit muss es noch eine andere Erklärung geben, die auch Frage 3 beantworten kann. Die „neue“

Aknehypothese betrachtet nicht nur den Stoffwechsel der Sexualhormone, sondern auch der Fettsäuren. Was haben Sexualhormone und Fette gemeinsam?
Es ist ihre biochemische Synthese aus Acetyl-CoA. Acetyl-CoA wird sowohl für die Synthese der Sexualhormone, bestimmter Fette/Hautfette als auch für den Abbau von Fetten/Hautfetten benötigt. Acetyl-CoA wird manchmal auch als „aktivierte" Essigsäure bezeichnet. CoA bedeutet Coenzym A. Das A steht für die Übertragung von Acyl-Gruppen, zu denen eben im einfachsten Fall die Essigsäure gehören kann. CoA besteht aus drei Molekülen: ATP, Cystein und **Pantothensäure (Vitamin B5).** Das Vitamin B5 muss sich – vereinfacht gesagt – zwischen dem Fettsäure- und Sexualhormonstoffwechsel entscheiden. Das Vitamin B5 entscheidet natürlich nicht, sondern die Natur. Für die Entwicklung der Geschlechtsorgane beider Geschlechter werden über mehrere Jahre große Mengen an Sexualhormonen benötigt. Die vollständige Ausreifung der Geschlechtsorgane ist überlebenswichtig für die Erhaltung einer Art und hat somit oberste Priorität. Ein biologisches Faktum! Krankheiten oder verkürzte Lebenserwartungen einzelner Individuen einer Art werden diesem biologischem Prinzip natürlich untergeordnet.

Was bedeutet das für den Akneprozess?
Die Natur hat entschieden, dass quasi der gesamte Vitamin B5-Vorrat und alles, was an Vitamin B5 über die Nahrung aufgenommen wird, für die Synthese der Sexualhormone verwendet wird. **Somit entsteht ein Mangel an Vitamin B5 z.B. im Fettsäurestoffwechsel.** Der geregelte Abbau von Hautfetten(Talg) ist somit auch nicht mehr möglich. Vitamin B5 bzw. CoA spielen eine entscheidende Rolle für die epidermale Barriere z.B. gegenüber Bakterien. Darüber hinaus kann ein Mangel an CoA zu Verhornungsstörungen in der Epidermis (Oberhaut) führen. Der Nährboden für Akne ist bereitet. Die genauen Mechanismen dieses Prozesses sind nicht bekannt. Jugendliche, die keine oder nur minimalste Aknesymptome aufweisen, haben sehr wahrscheinlich genügend hohe Vorräte an Vitamin B5. Die Vitamin B5-Hypothese kann alle Fragen zufriedenstellend beantworten:

1. Die Synthese von körpereigenem Testosteron verbraucht Vitamin B5, zugeführtes Testosteron nicht. Im Gegenteil hat es sogar einen CoA-sparenden Effekt.
2. Vitamin B5 wird in gleichem Maße für die Synthese von Testosteron und Östrogenen benötigt, deshalb haben beide Geschlechter gleich häufig Akne.
3. Bei gleichem Testosterongehalt im Blut kann aufgrund der individuellen Ernährungssituation ein Vitamin B5-Mangel vorliegen oder auch nicht.
4. Bei Stress werden u.a. große Mengen an Kortisol vom Körper synthetisiert. Für die Kortisolsynthese wird Acetyl-CoA und somit Vitamin B5 benötigt.

Soweit die Theorie. Eine Hypothese muss sich in der Praxis beweisen. In einer chinesischen Studie (Leung 1995) wurden 100 Aknepatienten mit Megadosen an Vitamin B5 in Form von Calcium-d-pantothenat behandelt. Die Patienten erhielten 4-mal täglich 2,5 g Vitamin B5. In einigen schweren Fällen wurden auch zeitweise bis zum merklichen Wirkungseintritt 15–20 g tgl. verabreicht.
Zum Vergleich: Die Empfehlungen der DGE betragen ca. 6 mg tgl. Bei Akne wird also locker mal die **1700-fache Menge** benötigt. Zusätzlich wurde eine Salbe mit 20 % Panthenol 4–6-mal täglich verabreicht.
Mit dieser Therapie wurde innerhalb weniger Tage eine sichtbare Reduktion der Talgproduktion beobachtet. Bei moderater Akne war der Krankheitsverlauf innerhalb von 8 Wochen unter Kontrolle und die Aknesymptome nahezu vollständig verschwunden. Bei schwerer Akne dauert der Heilungsprozess gewöhnlich 3–6 Monate.
In einer weiteren Studie (Yang 2014) erhielten die Patienten entweder zweimal täglich 1,1 g Vitamin B5 oder ein Placebo über 12 Wochen.
Am Ende der Studie waren in der Vitamin-Gruppe die Anzahl der gesamten Akne-Läsionen sowie die Lebensqualität hochsignifikant besser als in der Placebo-Gruppe. Vitamin B5 wirkt!
Ob Schul- oder Orthomolekularmedizin die Aknetherapie bleibt eine Geduldsprobe, so dass häufig zusätzliche psychisch-stabilisierende Maßnahmen für den Heranwachsenden Aknepatienten nötig sind.

Tipps und Nährstoffe bei Akne:

✓ Zucker- und fettarme Diät, keine Weißmehlprodukte
✓ Weitgehender Verzicht auf Milchprodukte (Ausnahme Käse)

Nahrungsergänzungen (täglich):
✓ *Vitamin B5 (Calcium-d-pantothenat) 10–20 g, Erhaltungsdosis 1–5 g
✓ *Vitamin B-50 Komplex 1–2 Tabletten
✓ Zink (berechnet als Zn^{2+}) 50–150 mg, Erhaltungsdosis 20–30 mg
✓ *Kupfer 1–3 mg (nur während der akuten Therapie)

*Hinweise: 10 g Calcium-d-pantothenat enthalten auch 800 mg Calcium. Bei solchen Vitamin B5-Mengen muss auf eine Balance zwischen allen B-Vitaminen geachtet werden, deshalb empfehle ich einen hoch dosierten Vitamin B-Komplex. Ähnliches gilt für das Verhältnis von Zink und Kupfer. Hohe Zinkmengen senken den Kupferspiegel etwas ab.

V.18

Insektenstiche: Plage des Sommers! Überleben in den schottischen Highlands dank Vitamin B1

Der Sommer 2018 hatte es in sich. Wer hat nicht gestöhnt: Zu heiß, zu trocken, zu viele Wespen, Mücken …
Und natürlich schlief man nachts mit geöffnetem Fenster, um am nächsten Morgen evtl. festzustellen, dass man zerstochen wurde. Mit Vitamin B1 lassen sich zumindest die blutsaugenden Plagegeister vertreiben. Diesen Trick wende ich bereits seit 1991 an. Damals war ich mit zwei Freunden mit Rucksack und Zelt per Interrail in Westeuropa unterwegs, u.a. auch in Schottland. Mutig und leichtsinnig wie wir damals waren, beschlossen wir durch die schottischen Highlands zu wandern und dort natürlich auch zu übernachten. Schon beim Einstieg in die Highlands kam uns eine Gruppe entgegen, die aufgrund der Mückenplage resigniert aufgab. Dass es in den Highlands Mücken gab, war uns bekannt. Aber so schlimm? Bei mir schlugen innerlich sofort die Alarmglocken. Ich wusste, dass das Vitamin B1-Molekül ein Schwefelatom enthält. Es ist dieser Schwefel, der bei hoher Dosierung über Haut und Atem an die Umgebung abgegeben wird. Für viele Insekten, vor allem Mücken, ist der Geruch unerträglich. Sie und ihre Umgebung nehmen nichts davon wahr. Nach drei Tagen waren meine beiden Freunde total zerstochen und fertig. Meine Stiche waren in Anzahl und Symptomatik minimal, so dass ich gerne noch länger in den Highlands geblieben wäre.

Mein Highland erprobtes Vitaminprogramm gegen Insektenstiche:

✔ 100–200 mg Vitamin B1
z. B. Vitamin B-50-Komplex (enthält 50 mg Vitamin B1) und
50–150 mg Vitamin B1

✔ Vitamin C 3–5 g (wirkt antiallergisch)

V.19

Behalten Sie den Durchblick: Vitamine und Carotinoide gegen Altersblindheit

Die alterskorrelierte Degeneration der Macula (engl. Age-Related Macular Degeneration-kurz AMD) ist die häufigste Ursache für Erblindungen in der westlichen Welt. Die Macula ist der Teil der Netzhaut, in dem das scharfe Sehen stattfindet. In den USA sind über 50 % der Erblindungen auf AMD zurückzuführen. Grund genug sich Gedanken zu machen, wie man dieses schwere Leid lindern kann. In der Tat hat sich auf diesem Gebiet etwas getan. Durch zwei groß angelegte Studien (AREDS und AREDS2). In der ersten (originalen) AREDS-Untersuchung (Dauer 6 Jahre) ergab sich ein signifikanter Rückgang von 25 % hinsichtlich der Entwicklung der fortgeschrittenen AMD durch die Einnahme von Antioxidantien und Zink im Vergleich zur Placebo-Gruppe.

Die Probanden nahmen folgende Mischung ein:
Vitamin C 500 mg (genau 452 mg!)
Vitamin E 400 I. E. (synthetisch!)
Zink 80 mg (genau 70 mg als Zinkoxid!)
β-Carotin 15 mg

Das Ergebnis ist erfreulich und wäre wahrscheinlich noch besser ausgefallen, wenn nicht gravierende Fehler bei dieser Studie gemacht worden wären. Die Mediziner verwendeten den schlechtesten Vitamin E-Standard den es gibt. Synthetisches Vitamin E = dl-alpha-Tocopherylacetat. Im III. Kapitel wird dieses Thema ausführlich behandelt. Am besten ist die Verwendung eines natürlichen Tocopherolgemisches. Dies ist hier nicht geschehen. Ein klares Anzeichen dafür, dass die verantwortlichen Mediziner dieser Studie nicht wirklich verstanden haben, was Vitamin E eigentlich ist. Vitamin E ist letztlich ein Sammelbegriff für eine sehr komplexe Vielzahl ähnlicher aber eben längst nicht identischer Substanzen. Während

synthetisches Vitamin C vollkommen identisch mit natürlichem Vitamin C ist, gilt dies beim Vitamin E eben nicht.
Damit nicht genug! Beim genauen Durchsehen der Studie zeigt sich, dass die verwendeten Mengen etwas kleiner waren als in der Zusammenfassung angegeben. Die Autoren begründen dies mit einer Abnahme mancher Substanzen mit der Zeit (Oxidation). Für Vitamin C, E und β-Carotin kann dies in der Tat zutreffen. Zinkverbindungen können hingegen nicht mehr oxidiert werden. Die Autoren hätten also Präparate wählen müssen, die entweder anfänglich etwas mehr an Nährstoffen enthalten oder oxidationsstabil sind.
Bei dieser Mischung gibt es zwei mögliche Probleme.

1. Die hohe Zinkmenge
2. β-Carotin und Rauchen

Die hohe Zinkmenge verursachte bei einem Teil der Probanden Magen-Darm-Probleme. Möglicherweise aber auch nur deshalb, weil Zinkoxid und nicht eine organische Zinkverbindung verwendet wurde.
Bei sehr starken und langjährigen Rauchern kann die Verabreichung von β-Carotin ohne hoch dosierte weitere Antioxidantien zu einer erhöhten Lungenkrebsrate führen (siehe Kapitel III). Deshalb hat man in einer zweiten Studie (AREDS 2) β-Carotin durch die Carotinoide Lutein und Zeaxanthin ersetzt. Des Weiteren wurde die Zinkmenge auf 25 mg reduziert. Ebenfalls wurde eine Mischung aus Omega-3-Fettsäuren und der neuen Carotinoide getestet.

Aus den Studien ergab sich letzten Endes folgende Nährstoffmischung, die das Risiko der Entwicklung der AMD um 25 % senkt:
Vitamin C 500 mg
Vitamin E(synthetisch) 400 I. E.
Zink 25 mg (Zinkoxid)
Lutein 10 mg, Zeaxanthin 2 mg

Wer also sein Risiko in Bezug auf eine mögliche Erblindung im Alter reduzieren will, kann die angegebene Mischung einnehmen. Wer sich dafür entscheidet, wird sie Jahrzehnte lang einnehmen müssen. Die Studiendauer betrug in beiden Fällen etwa 6 Jahre. Deshalb rate ich bei lebenslanger Einnahme dringend zur Einnahme von natürlichem Vitamin E (d-alpha-Tocopherol bzw. d-alpha-Tocopherolacetat) oder eines natürlichen Tocopherolgemisches. Die Vitamin C-Menge halte ich für zu gering. Sie sollte auf mindestens 1g pro Tag erhöht werden.

VI
Einfach gesünder leben

„Man entdeckt keine neuen Erdteile, ohne den Mut zu haben, alte Küsten aus den Augen zu verlieren."
André Gide [französischer Schriftsteller und Nobelpreisträger, 1869–1951]

1. Starten Sie Ihr Vitaminprogramm
2. Nützliches und Praktisches für den Alltag
3. Zehn Ernährungsirrtümer
4. Vitamine und Anekdoten
5. Schlussbemerkung

VI.1

Starten Sie Ihr Vitaminprogramm

In diesem Teil des Buches möchte ich Ihnen mein Vitaminprogramm für Einsteiger vorstellen. Wenn Sie in keine der Kategorien aus Kapitel V fallen und die Mehrzahl der folgenden Beschreibungen auf Sie zutrifft, dann ist dieses Programm genau richtig für Sie.

- ✓ Sie sind gesund und nehmen keine Medikamente oder Verhütungsmittel ein.
- ✓ Sie schlafen meistens gut.
- ✓ Sie haben wenig Stress.
- ✓ Sie sind Nicht- oder nur Gelegenheitsraucher.
- ✓ Sie trinken hin und wieder am Wochenende Bier oder Wein.
- ✓ Sie essen zwar häufig Obst und Gemüse, aber nicht fünfmal täglich
- ✓ Sie essen selten oder gar keinen Fisch.
- ✓ Sie bewegen sich regelmäßig, ohne zu übertreiben.
- ✓ Sie mögen Süßes, aber halten Maß.

VI.1.1
Mein-Einsteiger-Vitaminprogramm für Sie

Es baut auf zwei sehr wichtigen Nahrungsergänzungsmitteln auf, den Omega-3-Fettsäuren Eicosapentaen- und Docosahexaensäure (EPA und DHA) und Vitamin C. Das sind zwei bedeutende Substanzen, um gesund zu bleiben. Zur Verstärkung der beiden Säulen, kommt die Einnahme von Vitamin E, Zink und Selen dazu.

✓ Vitamin C: 2 bis 3 g, verteilt auf viermal am Tag oder 2–3 mal 1 g Time-Release-Kapseln
✓ Omega-3-Fettsäuren (EPA und DHA)[1]: etwa 1,5 g
✓ Vitamin E: 200 bis 400 I. E.
✓ Zink: 15 bis 25 mg
✓ Selen: 100 bis 200 µg
✓ Vitamin B-Komplex[2]: mindestens 100 mg Vitamin B3, 25 mg Vitamin B6, Folsäure 400 µg
✓ Vitamin D3: 2000–4000 I. E.

[1] Die Kapseln enthalten in der Regel 500 oder 1000 mg Fischöl, der Anteil an den wichtigen Omega-3-Fettsäuren EPA und DHA sollte 30 Prozent betragen und eine Kapsel damit 150 und 300 mg der jeweiligen Omega-3-Fettsäuren enthalten. Bitte überprüfen Sie unbedingt die Herstellerangaben auf der Verpackung. Für das Basisprogramm müssten Sie dann 10 kleine oder 5 große Fischölkapseln täglich einnehmen. Wem das zu viel ist, der kann Fischöl pur oder mehrmals wöchentlich fetten Seefisch verzehren.
[2] Ein zusätzliches Vitamin B-Komplex Präparat ist wichtig, um unter anderem den Homocysteinspiegel zu senken. Es sollte mindestens die oben erwähnten Mengen enthalten.

VI.1.2 Wo kaufe ich was besonders günstig?

Grundsätzlich gilt: Vitamin C-Pulver, β-Carotin, Lutein und Fischöl in Kapseln sind preiswert in verschiedenen Drogerie-Märkten zu erhalten. In Sachen Nahrungsergänzungsmittel (NEM) ist Deutschland seit Jahrzehnten unverändert im Vergleich zu den Niederlanden, USA oder Großbritannien noch weitgehend Entwicklungsland. Das gilt zumindest für den Handel außerhalb des Internets. Zufall? Viele NEM müssen meist im Internet bestellt werden. Vieles was im normalen Handel in Deutschland nicht frei verkäuflich ist, kommt dann so z.B. aus den Niederlanden, Luxemburg oder eben doch aus Deutschland. NEM aus den USA besitzen in vielen Fällen das beste Preis-Leistungsverhältnis. Zurzeit gibt es aus zollrechtlichen Gründen einen Lieferstopp nach Deutschland. Das kann sich in naher Zukunft ändern. Dann empfehle ich **iherb.com**. Die folgende Tabelle gibt einige preiswerte Quellen für die jeweiligen NEM an (Stand November 2018). Die Angebote wechseln häufig: Preisänderungen, Lieferschwierigkeiten, neue Anbieter, alte Anbieter verschwinden u.a.m.

Nährstoff	Quelle
Vitamin C-Pulver (100 g), β-Carotin, Lutein, Fischölkapseln	Drogerie-Märkte
Fischöl flüssig	Henry Lamotte Omega-3-Fischöl z.B. www.apogold24.de
Vitamin B50-Komplex, R-Alpha-Liponsäure, Vitamin E, Boswellia serrata u.a.m.	www.vitabay.net
Vitamin C 1000 mg Tbl., Fischölkapseln, Tryptophan u.a.m.	www.syglabs.de
Chrom, Selen, Zink, Vitamin D3 u.a.m.	www.bullattack.com

VI.2
Nützliches und Praktisches für den Alltag

Im vorangegangenen Kapitel haben Sie erfahren, wo Sie Ihre Vitamine und weitere Nahrungsergänzungen kaufen und in welchen Dosierungen Sie sie einnehmen können. In diesem Kapitel geht es mir darum, Ihnen praktische Tipps für Einkauf und Küche vorzustellen. Es gibt im Warensortiment und bei der Deklaration einige Fallstricke, über die Sie nicht stolpern sollten.

Zucker
Zucker zu vermeiden, ist eine von zwei Regeln, die ich für enorm wichtig halte. Auf vielen Produkten steht aber in der Zutatenliste nicht Zucker, sondern so etwas wie Glucose, Fructose, Saccharose, Sucrose, Maltose etc. Als Faustregel gilt: Alles was auf „ose“ endet und weit vorne in der Zutatenliste steht, zeigt an, dass viel Zucker enthalten ist. Versuchen Sie, solche Produkte nur selten zu essen.

Omega-6- und Omega-3-Fettsäuren
Die zweite wichtige Regel lautet: Sie sollten möglichst viel Omega-3- und gleichzeitig sehr wenige Omega-6-Fettsäuren zu sich nehmen.

Fette und Öle:
Erlaubt sind kalt gepresstes Fisch-, Lein-, Oliven-, Raps- und Walnussöl, Butter oder Remoulade mit Rapsöl. Bei den Margarinesorten müssen Sie die Deklaration studieren. Das Verhältnis von Omega-6-Fettsäuren zu Omega-3-Fettsäuren sollte nicht mehr als 5 zu 1 betragen. Wenn dies nicht ersichtlich ist, kaufen Sie die Margarine nicht. Fisch- und Leinöl sollten Sie auf keinen Fall erhitzen, sie werden sehr schnell „zerstört“. Die Haltbarkeit dieser empfindlichen Öle können Sie erhöhen, indem Sie pro Flasche ein bis zwei Kapseln Vitamin E mit 400 I.E. dem Öl zugeben – vorher anstechen!

Wenn Sie mit Butter braten wollen, geben Sie etwas Olivenöl hinzu. Das verhindert, dass die Butter braun wird. Der Buttergeschmack bleibt jedoch erhalten. Oder nehmen Sie Butterfett.
Verzichten Sie auf alle anderen Fette und Öle wie Sonnenblumen-, Maiskeim-, Distel-, und Pflanzenöl. Hinter der allgemeinen Bezeichnung Pflanzenöl verbirgt sich eine Mischung verschiedener Öle, die aber immer zu viele Omega-6-Fettsäuren enthalten.

Fischdauerwaren:
Räucherfisch – Lachs, Forelle und Makrele – ist eine hervorragende Quelle für Omega-3-Fettsäuren. Es gibt beim Räucherlachs allerdings Sorten mit sehr niedrigen Anteilen davon bezogen auf den Gesamtfettgehalt (≤10 Prozent). Diese Sorten sollte man nicht kaufen. Als Faustregel für einen guten Räucherfisch gilt:
Omega-3-Fettsäure-Anteil von 15 Prozent oder mehr bezogen auf den Gesamtfettgehalt. Achten Sie also immer auf das Verhältnis. Leider fehlen diese Angaben oft auf der Verpackung. Ich kaufe dann meistens nicht oder nehme Wildlachs. Manchmal muss man aber einfach auf gut Glück den Räucherfisch unverpackt an der Fischtheke kaufen. Auch Fischkonserven können eine gute Quelle für Omega-3-Fettsäuren sein, wenn die beigefügten Saucen frei oder arm an Omega-6-Fettsäuren sind. Thunfisch in Pflanzenöl ist kontraproduktiv. Kaufen Sie Thunfisch in Salzwasser, lassen ihn zu Hause abtropfen und fügen dann Oliven- oder Rapsöl hinzu. Hering und Makrele in Sauce – Tomate, Curry, Senf – sind Klassiker und schmecken sehr gut. Wenn in der Zutatenliste Pflanzenöl steht, lassen Sie die Konserve stehen. Die Auswahl schrumpft dann leider beträchtlich. Wenn Pflanzenöl weit hinten in der Zutatenliste aufgeführt ist, sind Omega-6-Fettsäuren in geringer Menge enthalten, und man kann solche Produkte hin und wieder verzehren.

Eier: Siehe VI.3

Carotinoide
Carotinoide sind Farbstoffe und verleihen vielen Gemüse- und Obstsorten ihr prächtiges Aussehen. Carotinoide haben Krebs hemmende und

antioxidative Eigenschaften. Die bekanntesten Vertreter sind β-Carotin – Provitamin A, zum Beispiel enthalten in Möhren und Grünkohl – sowie Lycopin in Tomaten. Um möglichst viel von diesen wichtigen Nährstoffen mit der Nahrung aufzunehmen, müssen Sie Möhren und Tomaten klein schneiden, etwas Öl unterrühren – Carotinoide sind fettlöslich – und erhitzen. Weil Carotinoide oft sehr fest in den Pflanzenzellen sitzen, kann Rohkost keine nennenswerten Mengen liefern. Ein weiteres sehr wichtiges Carotinoid ist Astaxanthin. Bedeutende Mengen sind allerdings nur in Alaska-Wildlachs enthalten. Ich empfehle hier eine Supplementierung von 6 mg pro Tag.

Grüner Tee

Grüner Tee ist reich an Antioxidantien und enthält L-Theanin, eine Aminosäure, die Sie tagsüber gelassener und aufmerksamer macht und nachts guten Schlaf befördert. Grüner Tee enthält darüber hinaus sehr viele Krebs hemmende Substanzen, die man unter der Sammelbezeichnung Catechine zusammenfasst. Das wirksamste Catechin ist das Epigallocatechin-3-gallat (EGCG), dessen Wirksamkeit alleine aber geringer ist, als mit anderen Catechinen zusammen. Bei grünem Tee sollte man aus zwei Gründen japanischen dem chinesischen vorziehen. Japanischer grüner Tee enthält mehr Catechine und ist darüber hinaus weniger mit Schadstoffen belastet. Die Umweltstandards sind in Japan einfach höher als zum Beispiel in China, wo Pestizide und Herbizide im Übermaß verwendet werden. Um ein Maximum an Wirkstoffen aus dem Tee zu extrahieren, müssen die Blätter 8 bis10 Minuten in heißem Wasser ziehen. Pro Tasse mit etwa 2 g Tee erhält man so ungefähr 90 mg EGCG, beziehungsweise etwa 500 mg Gesamtpolyphenole. Sie dürfen allerdings auf keinen Fall Milch hinzugeben, da dies zum vollständigen Wirkungsverlust der Catechine führt. Ich empfehle die Sorte Sencha I. Sie hat einen sehr hohen Catechingehalt und ist noch bezahlbar. Die Sorten Sencha-Uchiyama und Gyokuro sind sehr teuer, haben aber auch einen etwas höheren Catechingehalt. Wenn Sie grünen Tee nicht mögen, können Sie auf Nahrungsergänzungsmittel ausweichen. Achten Sie auf einen hohen EGCG-Gehalt und das andere Catechine ebenfalls enthalten sind.

VI.3
Zehn Ernährungsirrtümer

1. Falsch ist: Alle gesättigten Fette sind schlecht
Stearinsäure – in dunkler Schokolade enthalten – und sogenannte mittelkettige Fettsäuren erhöhen nicht das „liederliche", „schlechte" LDL-Cholesterin. Stearinsäure wird in der Leber sehr schnell zur Ölsäure – Hauptbestandteil des Olivenöls – umgewandelt und ist somit ungefährlich.

2. Falsch ist: Eier sind ungesunde Lebensmittel
Nein! Verringert man das Gesamtcholesterin in der Nahrung von einer hohen Zufuhr von 600 mg auf eine normale Zufuhr von 300 mg täglich, zum Beispiel durch den Verzicht von Eiern – 1 Ei enthält etwa 300 mg – reduziert sich das „liederliche", „schlechte" LDL-Cholesterin im Blut lediglich um 7 mg/dl – zum Beispiel von 120 auf 113 mg/dl. Eier vom Speiseplan zu streichen, lohnt sich also nicht. Das wäre auch schlecht, denn Eier sind eine gute Quelle für Vitamin A, Biotin und Cystein und Cholin. Wenn Sie 10 g Vitamin C täglich zu sich nehmen, können Sie so viele Eier essen wie Sie wollen. Also öfter mal ein leckeres Ei!

3. Falsch ist: Margarine ist besser als Butter
Die herkömmlichen Margarinesorten enthalten sehr viel Omega-6-Fettsäuren und schmälern somit die Wirkung von Omega-3-Fettsäuren aus anderen Lebensmitteln. Butter ist in dieser Hinsicht neutral.

4. Falsch ist: Mit Olivenöl kann man nicht braten
Doch, kann man! Sicherlich nicht alles, aber grundsätzlich ist das kein Problem. Man kann auch mit dem höher erhitzbaren Butterfett anbraten und gibt dann Olivenöl zu. Zum Frittieren sollte man kein Olivenöl nehmen. Da ist das ungehärtete Palmfett besser. Das köstlich aromatische – und leider auch sehr teure – Olivenöl gehört auf jeden Fall immer auf Gemüse und Salate, damit deren Inhaltstoffe besser aufgenommen und verwertet werden.

5. Falsch ist: Obst macht nicht dick
Wer eine Obstdiät machen will, könnte eine böse Überraschung erleben. Es gibt Obstsorten, die haben sehr hohe Zuckergehalte – zum Beispiel Weintrauben, und Honigmelone – und fördern die Fettsäuresynthese, wie wir in Kapitel I gesehen haben.

6. Falsch ist: Süßstoffe sind Krebs erregend
Ein oder zwei Portionen Süßstoff-haltiger Produkte täglich – Limo, Kaugummi, Schokolade, Joghurt – sind unbedenklich. Bemerkenswert ist der Süßstoff Stevia. Diese Pflanze wird seit Jahrhunderten in Süd- und Mittelamerika verwendet und ist 300-mal süßer als Zucker.

7. Falsch ist: Cholesterinfreies Öl ist was Besonderes
Ein toller Werbegag. Jedes Öl, ob billig oder teuer ist praktisch cholesterinfrei. Lassen Sie sich also nicht verschaukeln.

8. Falsch ist: Bioprodukte sind immer besser als normale Lebensmittel
Leider nicht. In der Vergangenheit wurde der Verbraucher mehrmals enttäuscht. In einigen Untersuchungen (siehe Stiftung Warentest) gab es bei Olivenöl, Räucherlachs und anderen Produkten oft unerwartete Ergebnisse. Die Billig-Discounter schnitten meist gut ab. Wer allerdings die Zutaten für sein Essen beim Produzenten in der Region kaufen kann, verlässliche Angaben zum Herstellungsprozess hat oder im Garten selbst anbaut, ist mit Bio bestens bedient.

9. Falsch ist: Obst und Gemüse kann man durch Säfte ersetzen
Besser nicht. Es sollte täglich nur eine Obst- oder Gemüseportion durch einen Saft ersetzt werden. Säfte enthalten meistens Zucker und haben vor allem keine Ballaststoffe. Außerdem entfällt das Kauen, so dass kein Sättigungsgefühl entsteht. Man könnte also zu viele Kalorien zu sich nehmen.

10. Falsch ist: Alle Lebensmittelzusatzstoffe sind ungesund
Die Zutatenangaben von Lebensmittelverpackungen enthalten oft eine Liste mit so genannten E-Nummern. Darunter befinden sich zum Beispiel E 300 bis 302 157 und 304 – das ist Vitamin C – oder E 306 bis

309 – das ist Vitamin E. Beide Vitamine halten Lebensmittel auf natürliche Weise länger frisch. Der Lebensmittelfarbstoff Riboflavin – das ist Vitamin B2 – ist ebenfalls völlig unbedenklich. Es gibt allerdings Zusätze, die man meiden sollte. Das sind zum Beispiel synthetische Antioxidantien – E 310 bis 312, und 320 bis 321. Bei bestehenden Allergien muss man besonders umsichtig sein und auf mehr achten. Die Bedeutung von Lebensmittelinhaltsstoffen können Sie in Broschüren der Verbraucherzentralen oder im Internet nachlesen.

VI.4
Vitamine und Anekdoten

In den letzten knappen 30 Jahren habe ich manche kuriose Geschichte mit meinen Vitaminen erlebt, die mich ja rund um die Uhr und auf allen Reisen begleiten. Vitamine und Parties sind die klassische Kombination für Missverständnisse. Um lange Disconächte gut zu überstehen, hatte ich in meiner Jugend immer Vitamin- und Magnesiumtabletten dabei. Des Öfteren wurde ich gefragt, ob ich nicht eine von den „Gelben" verkaufen könnte. Natürlich habe ich gesagt, dass es sich nur um Vitamine handelte, doch das hielten viele für einen Scherz. Beim Eintritt in ein Fußballstadion in England entdeckten die Bobbies bei der „Leibesvisitation" meine Packung Vitamin B-50-Komplex. Die wollten sie mir abnehmen, sie meinten, ich könnte mit der Verpackung jemanden am Kopf treffen. Als ich den Bobbies erzählte, dass es wohl ziemlicher Unfug sei, mit Vitaminverpackungen nach Menschen zu werfen, ließ man mich und meine Vitamine ins Stadion.

In den schottischen Highlands bewahrte mich Vitamin B1 vor übelsten Mückenattacken (siehe V.18).

Vitamine und „schön-essen-gehen" sind auch so eine Sache. Meine Begleitungen baten mich oft, nicht alles so „offensichtlich" zu machen. Was die Leute wohl denken würden? Wahrscheinlich dachten sie: „Oh jeh. Der arme junge Mann muss schon so viele Pillen schlucken!". Ich denke aber immer nur, ich bin topfit! Und Sie?

Dass ich bisher noch nie mit auf einer Polizeiwache gelandet bin, ist vielleicht Glück, aber wer weiß, was in den nächsten 50 Jahren noch passiert.

VI.5
Schlussbemerkung

Nun sind Sie durch mit dem Buch und fühlen sich hoffentlich gut informiert und vielleicht auch ein wenig unterhalten. Wenn Sie Ihr eigenes Vitaminprogramm starten, gehen Sie am besten schrittweise vor. Überfordern Sie sich nicht damit, alle Maßnahmen in einer Woche umzusetzen zu wollen. Lassen Sie sich Zeit. Am Ende werden es vielleicht drei bis fünf Punkte aus diesem Buch sein, die Sie in Ihren Alltag aufnehmen. Es würde mich freuen.

Ein persönlicher Tipp noch zum Schluss: Sie werden in den Medien, ob Zeitung, Radio, Internet oder TV einschließlich der öffentlich-rechtlichen Sender fast ausschließlich negative Berichte über Vitamine hören. Die Befürworter einer Nahrungsergänzung unter den Wissenschaftlern werden selten eingeladen, sich zu äußern. Sie werden also hören und lesen, dass Vitamine in höheren Dosierungen nutzlos oder gar schädlich seien. Dass Vitamine im Vergleich zu Medikamenten aber viel sicherer, und weniger toxisch sind und darüber hinaus einen großen therapeutischen Spielraum haben, bevor überhaupt erste, geringe Nebenwirkungen auftreten, lässt man ebenso wie zahlreiche positive Studien unter den Tisch fallen. Aufgeführt wird ein Spiel mit der Angst, als ob man den Bürger um jeden Preis von der Einnahme von Vitaminen in den optimalen Dosen abhalten müsste. Prominente und Experten verbreiten, was sie meist nicht einmal selbst ausprobiert haben. Wenn Sie Gelegenheit haben, mit Menschen zu sprechen, die so vehement gegen Vitamine sind, dann fragen Sie sie mal, ob sie einen Fachartikel oder ein Fachbuch im Original gelesen haben. Ihr Wissen haben diese Leute fast immer aus zweiter oder dritter Hand. Und sie zitieren Studien, in denen viel zu geringe Vitamin-Mengen verwendet wurden, die insgesamt fragwürdig sind oder die in verzerrender Weise dargestellt werden. Lassen Sie sich nicht beirren. Dieses Buch hat Ihnen die Informationen gegeben, selber zu entscheiden, ob zusätzliche Vitamine für Sie sinnvoll sind.

In diesem Sinne wünsche ich Ihnen viel Gesundheit, Spaß und manche Anekdote. Und sollten Sie mit Ihrem eigenen Vitaminprogramm starten, dann bin ich gespannt darauf zu hören, wie es Ihnen damit ergeht.

Ihr Dr. Dirk Klante

Literatur

Abate A, Yangg, Dennery PA, et al.: *Synergistic Inhibition of Cyclooxygenase-2-Expression By Vitamin E and Aspirin, Free Radical Biology & Medicine,* 2000: 29(11): 1135–1142

Aloia JF, Pate l M, DiMaano R, et al.: *Vitamin D intake to attain a desired serum25-hydroxyvitamin D concentration,* American Journal of Clinical Nutrition, 2008: 87: 1952–1958

Ames BN, Elson-Schwab I, Silver EA.: *High-dose vitamin therapy stimulates variant enzymes with decreased coenzyme binding affinity (increased Km):relevance to genetic disease and polymorphisms,* American Journal of Clinical Nutrition, 2002: 75: 616–658

Ariza-Ariza R, Mestanza -Peralta M, Cardiel MH.: *Omega-3 fatty Acids in rheumatoid Arthritis: An Overview,* Seminars in Arthritis and Rheumatism, 1998: 27: 366–370

ATBC: The Alpha-Tocopherol, Beta Carotene Cancer Prevention Study Group: *The effect of Vitamin E lung cancer and other cancers in male smokers,* New England Journal of Medicine, 1994: 330:1029–1035

Audera C, Patulny RV, Sander BH, Douglas RM: *Mega-Dose vitamin C in treatment of the common cold: a randomised controlled trial,* Medical Journal of Australia, 2001: 175: 359–362.

Beluzzi A, Brignola C, Campieri M, et.al: *Effect of an Enteric Coated Fish-Oil Preparation on Relapses in Crohn's Disease.* New England Journal of Medicine, 1996: 334: 1557–1560

Beluzzi A.: *N-3 and n-6 fatty acids for the treatment of autoimmune diseases,* European Journal of Lipid Science, 2001: 103: 399–407

Beluzzi A.: *Polyunsaturated fatty acids (n-3PUFAs) and inflammatory Bowel disease (IBD): pathogenesis and treatment,* European Review for Medical and Pharmacological Science, 2004: 8: 225–229

Bendich A, Langseth L.: *The Health Effects of Vitamin C Supplementation: AReview,* Journal of the American College of Nutrition, 1995: 14(2): 124–136

Berg, C.: Akne: Diät hilft im Kampf gegen Pickel, Pharmazeutische Zeitung, 2011: 14

Bischoff SC, Manns MO.: *Probiotika, Präbiotika und Synbiotika,* Deutsches Ärzteblatt, 2005: Jg. 102: Heft 11

Blech J.: *„Giftkur ohne Nutzen"*, Der Spiegel, 2004: 41

Borovnicar A, Keber I, Rukavina AS, et al.: *Improvement of early functional atherosclerotic changes in males with hypercholesterolemia after Vitamin E supplementation,* European Journal of Physiology, 2000: 440: R126–R128

Broughton KS, Johnson CS, Pace BK, et al.: *Reduced asthma symptoms with n-3 fatty acid ingestion are related to 5-series Leukotriene production,* American Journal of Clinical Nutrition, 1997: 65: 1011–1017

Cameron E, Pauling L.: *Supplemental ascorbate in the supportive treatment of cancer: Prolongation of survival times in terminal human cancer,* Proceedings of the National Academy of Science, USA, 1976: 73(10): 3685–3689

Cameron E, Pauling L, Leibovitz B.: *Ascorbic Acid and Cancer a Review,* Cancer Research, 1979: 39: 663–681

Canner PL, Berge KG, Wenger NK, et al.: *Fifteen year mortality in Coronary Drug Project patients: long-term benefit with niacin,* Journal of the American College of Cardiology, 1986: 8(6): 1245–1255

CARET: Omenn GS, Goodmann GE, Thornquist MD, et al.: *Effects of a Combination of Beta Carotene And Vitamin A on Lung Cancer And Cardiovascular Disease,* New England Journal of Medicine, 1996: 334(18):1150–1155

Carr AC, Zhu B, Frei B.: *Potential Antiatherogenic Mechanisms of Ascorbate (VitaminC) and α-Tocopherol (Vitamin E),* Circulation Research, 2000: 87: 349–354

Casciari JJ, Riordan NH, Schmidt TL, et al.: *Cytotoxicity of ascorbic acid, lipoic acid and other antioxidants in hollow fibre in vitro tumors,* British Journal of Cancer, 2001: 84: 1544–1550

Cathcart RF.: *Vitamin C, Titrating to bowel tolerance, Anascorbemia, and acute induced scurvy,* Medical Hypotheses, 1981: 14: 423–433

Cava RC, Javier AN.: *Correspondence To The Editor,* New England Journal of Medicine, 2007: 19: 1981

Cervantes J, Eber A.E., Perper M et al.: *The role of zinc in the treatment of acne: A review of the literature,* DOI: 10.1111/dth.12576, 2017

Cleland GL, Michael JJ, Neumann MA, et al.: *Linoleate inhibits EPA incorporation from dietary fish-oil supplements in human subjects,* American Journal of Clinical Nutrition, 1992: 55: 395–399

Danno K, Sugie N.: *Combination Therapy with Low-Dose Etretinate and Eicosapentaenoic Acid for Psoriasis Vulgaris,* Journal of Dermatology, 1998: 25: 703–705

Darlingt on LG, Stone TW.: *Antioxidants and fatty acids in the amelioration of rheumatoid arthritis and related disorders,* British Journal of Nutrition, 2001: 85: 251–269

Deutsche Gesellschaft für Ernährung e.V.: *Ernährungsbericht,* 2000; Frankfurt a. M.

Devaraj S, Jialal I.: *α-Tocopherol Decreases Interleukin-1β Release From Activated Human Monocytes by Inhibition of 5-Lipoxygenase,* Arteriosclerosis Thrombosis and Vascular Biology, 1999: 19: 1125–1133

Drossos GE, Toumpoulis IK, Katritsis DG, et al.: *Is Vitamin C superior to diltiazem for radial artery vasodilation in patients awaiting coronary artery bypass grafting?,* Journal of Thoracic and Cardiovascular Surgery, 2003: 125(2): 330–335

Duffy SJ, Gokce N, Holbrook M, et al.: *Treatment of hypertension with ascorbic acid,* Lancet,1999: 354: 2048–2049

Dunn L, O'Neill J, Feldman S.: *Acne in aldolescents: quality of life, self-esteem, mood and psychological disorders,* Dermatology Online Journal, 2011: 17(1): 1

Ellis JM, Folkers K, Levy M, et al.: *Response of vitamin B6-deficiency and the carpal tunnel syndrome to pyridoxine,* Proceedings of the National Academy of Science, USA, 1982: 79(23): 7494–7498

Ely JT: *Ascorbic Acid and Other Modern Analogs of the Germ Theory,* Journal of the Orthomolecular Medicine, 1999: 14(3): 143–156

FAZ: *Ein denkwürdiges Drama um unsere geistigen Reserven,* 29.07.15

Forth W, Henschler D, Rummel W, Starke K.: *Allgemeine und Spezielle Pharmakologie und Toxikologie,* 6.Auflage, BI-Wiss.-Verlag, 1992; Mannheim, Leipzig, Wien, Zürich

Gaede P, Poulsen HE, Parving HH, et al.: *Double-blind, randomised study of the effect of combined treatment with vitamin C and E on albuminuria in type 2 diabetic patients,* Diabetic Medicine, 2001: 18: 756–760

Gallai V, Sarchielli P, Trequattrini A, et al.: *Cytokine secretion and eicosanoid production in the peripheral blood mononuclear cells of MS patients undergoing dietary supplementation with n-3 polyunsaturated fatty acids,* Journal of Neuroimmunology, 1995: 56: 143–153

Garland CF, Garland FC, Edward D, et al.: *The Role of Vitamin D in Cancer Prevention,* American Journal of Public Health, 2006: 96(2): 252–261

Gaziano JM, Sesso HD, Christen WG, et al.: *Multivitamins in the Prevention of Cancer in Men: the Physicians' Health Study II Randomized Controlled Trial,* Journal of the American Medical Association, 2012; 308(18):1–10. doi:10.1001/jama. 2012.14641.

Gerhardt H, Seifert F, Buvar i P, et al.: *Therapy of active Crohn disease with Boswellia serrata extract H15,* Zeitschrift fur Gastroenterology, 2001: 39(1): 11–17

Gill HS, Guarner F.: *Probiotics and human health: a clinical perspective,* Postgraduate Medical Journal, 2004: 80: 516–526

GISSI-Prevenzione Invest igat ors: *Dietary Supplementation with n-3- polyunsturated fatty acids and vitamin E after myocardial infarction,* Lancet, 1999: 354: 447–455

Grievnik L, Aletta g, Xiaodong Ke, et al.: *Double-Blind Intervention Trial on modulation of Ozone Effects on Pulmonary Function by Antioxidant Supplements,* American Journal of Epidemiology, 1999: 149(4): 306–314

Goldberg P, Fleming M, Picard E. Multiple Sclerosis: *Decrease Relapse Rate through Dietary Supplementation with Calcium, Magnesium and Vitamin D,* Medical Hypotheses, 1986: 21: 193–200

Gonzalez MJ, Miranda JR, Riordan HD.: *Vitamin C as an Ergogenic Acid,* Journal of the Orthomolecular Medicine, 2005: 20(2): 100–102

Gräfe, Unzer: *Die große GU Vitamin und Mineralstoff Tabelle,* 5. Auflage, Gräfe und Unzer GmbH, 1991, München

Gräfe, Unzer: *Die große GU Nährwert Tabelle,* Neuausgabe, Gräfe und Unzer Verlag, 1994/95, München

Green RG.: *Subclinical Pellagra among penitentiary inmates,* Journal of Orthomolecular Psychiatry, 1976: 5: 68–73

Gunn H.: *The Use of Antioxidants with Chemotherapy and Radiotherapy in Cancer Treatment: A Review,* Journal of Orthomolecular Medicine, 2004: 19(4): 246–253

Hartman TJ, Woodson K, Stolzenberg-Solomon R, et al.: *Association of the B-vitamins pyridoxal 5'-phosphate (B6), B12, and folate with lung cancer risk in older men,* American Journal of Epidemiology, 2001: 153(7): 688–694

Heart Protect ion Study Collaborative Group: *MRC/BHF Heart Protection Studyof Cholesterol lowering with simvastatin in 20.536 high-risk individuals: a randomised placebo-controlled trial,* Lancet, 2002: 360(9326): 7–22

Hemilä H. Vitamin C the Placebo Effect , and the Common Cold: *A Case Study of How Preconceptions Influence the Analysis of Results,* Journal of Clinical Epidemiology, 1996: 49(10): 1079–1084

Hemilä H.: *Vitamin C and Common Cold Incidence: A Review of Studies with Subjects Under Heavy Physical Stress,* International Journal of Sports Medicine, 1996: 17: 379–382

Hemilä H.: *Vitamin C Supplementation and the Common Cold – Was Linus Pauling Right or Wrong?* International Journal of Vitamin and Nutrition Research, 1997: 67: 329–335

Hemilä H.: *Vitamin C intake and susceptibility to the common cold,* British Journal of Nutrition, 1997: 77: 59–72

Hemilä H.: *Vitamin C supplementation and common cold symptoms: factors affecting the magnitude of the benefit,* Medical Hypotheses, 1999(a): 52(2): 171–178

Hemilä H, Douglas RM.: *Vitamin C and acute respiratory infections,* International Journal of Tuberculosis and Lung Disease, 1999(b): 3: 756–761

Herbay v. A, Stahl W, Niederau C, et al.: *Vitamin E Improves the Aminotransferase Status of Patients Suffering from Viral Hepatitis C: A Randomized, Double-Blind, Placebo-Controlled Study,* Free Radical Research, 1997: 27(6): 599–605

Herbert V, Jacob E.: *Destruction of Vitamin B12 by Ascorbic Acid,* Journal of the American Medical Association, 1974: 230: 241–242

Hickey S, Roberts HJ.: *Ascorbate – The Science of Vitamin C,* Lulu 2004

Hickey DS, Roberts HJ, Cathcart RF: Dynamic Flow: *A New Model for Ascorbate,* Journal of the Orthomolecular Medicine, 2005: 20(4): 237–244

Hickey S, Saul AW.: *Vitamin C: The Real Story,* Basic Health Publications Inc. 2008, Laguna Beach CA

Hillström L, Pettersson L, Lennart H et al.: *Comparison of oral Treatment with zinc sulphate and placebo in acne vulgaris,* British Journal of Dermatology, 1977: 97: 679

Hoffer A.: *Orthomolecular Treatment of Schizophrenia,* Journal of the Orthomolecular Psychatry, 1972: 1: 46–55

Hoffer A.: *Orthomolecular Treatment for Schizophrenia,* Keats Publishing 1999, Los Angeles

Hoffer A.: *Integrative, Complementary Treatment Options for Cancer with Orthomolecular Medicine,* www.heall.com/body/askthedoctor/disease/cancer/orthomolecular.html

Hoffer A, Foster HD.: *Feel Better, Live Longer With Vitamin B3,* CCNM Press, 2008

Hoffer A (b), Saul AW.: *Orthomolecular Medicine for Everyone,* Basic Health Publications Inc. 2008, Laguna Beach CA

Holick MF.: *Sunlight and Vitamin D for bone health and prevention of autoimmune diseases, cancers, and cardiovascular disease,* American Journal of Clinical Nutrition, 2004: 80: 1678–1688

Holick MF.: *Vitamin D Deficiency,* New England Journal of Medicine, 2007: 357: 266–281

Holick MF.: *Vitamin D deficiency: a worldwide problem with health consequences,* American Journal of Clinical Nutrition, 2008: 87: 1080–1086

Hope: *The Hope Investigators. Vitamin E Supplementation And Cardiovascular Events in High-Risk Patients,* New England Journal of Medicine, 2000: 342(3):
Ignarro L, *Nitric Oxide,* https://www.youtube.com/watch?v=nWZQwgHld_k (14.08.2018)

Iowa Women's Health Study: Archives of Internal Medicine 2011:171(18):1625–1633

Jiang Q, Wong J, Ames BN.: *Gamma-tocopherol induces apoptosis in androgen-responsive LNCaP prostate cancer cells via caspase-dependent and independent mechanisms,* Annals of the New York Academy of Science, 2004: 1031: 399–400

Jonas WB, Rapoza CP, Blair WF.: *The effect of niacinamide on osteoarthritis: A pilot study,* Inflammation Research, 1996: 45: 330–334

Kaufman W.: *The Common Form of Joint Dysfunction, Its incidence and Treatment,* Brattleboro, VT: Hildreth EL, 1949. Erhältlich auf www.doctoryourself.com/kaufman(6-10).html

Kaufman W.: *Niacinamide As a Therapeutic Agent: A Memoir,* Journal of Orthomolecular Medicine, 2006: 21(3): 140–150

Kelly GS.: *Pantothenic Acid, Alternative Medicine Review,* 2011: 16(3): 263–274

Knekt P, Ritz J, Pereira MA, et al.: *Antioxidants vitamins and coronary heart disease risk: a pooled analysis of 9 cohorts,* American Journal of Clinical Nutrition, 2004: 80: 1508–1520

Klante D.: *Möhrensuppe statt Kortison,* Synergia Verlag 2015, Basel, Roßdorf

Kremer JM.: *N-3 Fatty acid supplements in rheumatoid arthritis,* American Journal of Clinical Nutrition, 2000: 71: 349–351

Kruis W, Fric P, Pokrotnieks J, et al.: *Maintaining remission of ulcerative colitis with the probiotic Escheria coli Nissle 1917 is as effective as with standard mesalazine,* GUT, 2005: 53: 1617–1623

Kuklinski B (1992): www.geovis.de/Autor/Vitamin_E/InfoE/Kuklinski/kuklinski.html

Lappe JM, Travers-Gustafson D, Dav ies KM, et al.: *Vitamin D and calcium supplementation reduces cancer risk: results of a randomized trial,* American Journal of Clinical Nutrition, 2007: 85: 1586–91

Lawson S.: *What About Vitamin C and Kidney Stones?* http://lpi.oregonstate.edu/f-w99/kidneystones.html

Leung LH.: *Pantothenic acid deficiency as the pathogenesis of acne vulgaris.* Medical Hypothesis, 1995: 44: 403–405

Leung, LH.: *A Stone that Kills two Birds: How Pantothenic Acid Unveils the Mysteries of Acne Vulgaris and Obesity,* Journal of Orthomolecular Medicine, 1997: 12(2): 99–113

Leung, LH.: *Systemic Lupus Erythematosus: A Combined Deficiency Disease,* Journal of Orthomolecular Medicine, 2007: 22(4): 202–216

Levine M, Rumsey S, Wang Y.: *Principles involved in Formulating Recommendations for Vitamin C Intake: A Paradigm for Water-SolubleVitamins,* Methods in Enzymology: 1997: 279: 43–54

Li S, Taylor KB, Kelly SJ, et al.: *Vitamin C Inhibits the Enzymatic Activity of Streptococcus pneumoniae Hyaluronate Lyase,* Journal of Biological Chemistry, 2001: 276(18): 15125–15130

Liebermann S.: *Intravenous Vitamin C Therapy, Alternativ & Complementary Therapies,* April 2005: 11(2): 58–62

Malchow HA.: *Crohn's disease and Escheria coli. A new approach in therapy to maintain remission of colonic Crohn's disease,* Journal of Clinical Gastroenterology, 1997: 25(4): 653–658

Manzella D, Barbieri M, Ragn o E, et al.: *Chronic administration of pharmacologic doses of vitamin E improves the cardiac autonomic nervous system in patients with type 2 diabetes,* American Journal of Clinical Nutrition, 2001: 73: 1052–1057

Massey PB.: Reduction of Fibromyalgia Symptoms Through Intravenous Nutrient Therapy: Results of a Pilot Clinical Trial, Alternative Therapies, 2007: 13(3): 32–34

Mayser P, Mrowietz U, Arenberger P, et al.: ω-*3 Fatty acid-based lipid infusion in patients with chronic plaque psoriasis: Results of a double-blind, randomized, placebo-controlled, multicenter trial,* Journal of the American Acadamy of Dermatology, 1998: 38: 539–547

McBeath M, Pauling L.: *A case history: Lysine/ascorbate-related amelioration of angina pectoris,* Journal of the orthomolecular medicine, 1993: 8(2): 77–78

McDowell, A., Barnard, E., et al.: *An expanded multilocus sequence typing scheme for propionibacterium acnes: investigation of ‚pathogenic', ‚commensal' and antibiotic resistant strains.,* doi:10.1371/journal.pone.0041480, 2012

McRae MP.: *Treatment of hyperlipoprteinemia with pantethine: a review and analysis of efficacy and tolerability,* Nutrition Research, 2005: 25: 319–333

Melnik, BC, Schmitz g.: *Role of insulin, insulin-like growth factor-1, hyperglycaemic food and milk consumption in the pathogenesis of acne vulgaris,* Experimental Dermatology, 2009: 18: 833–841.

Mikirova NA, Ichim TE, Riordan NH.: *Anti-angiogenetic effect of high doses ascorbic acid,* Journal of Translational Medicine, 2008: 6: 50

Morimoto S, Yoshikawa K, Kozuka T, et al.: *An Open Study of Vitamin D3 Treatment in Psoriasis Vulgaris,* British Journal of Dermatology, 1986: 115(4): 421–429

Murata A, Morishige F, Yamag uchi H.: *Prolongation of survival times of terminal cancer patients by administration of large doses of ascorbate,* International Journal for Vitamin and Nutrition Research, Supplement, 1982: 23: 103–113

Nagakura T, Matsuda S, Shichijyo K, et al.: *Dietary Supplementation with fish oil rich in ω-3 polyunsaturated fatty acids in children with bronchial asthma,* European Respiratory Journal, 2000: 16: 861–865

Newmark HL, Scheiner J, Marc us M et al.: *Stability of Vitamin B12 in the Presence of Ascorbic Acid,* American Journal of clinical Nutrition, 1976: 29: 645–649

Norman W.: *From vitamin D to hormone D: fundamentals of the vitamin D endocrine system essential for good health,* American Journal of Clinical Nutrition, 2008: 88: 491–499

Null g, Dean C, Feldman M, et al.: *Death by Medicine,* Journal of Orthomolecular Medicine, 2005: 20 (1): 21–34

Ochsendorf FR.: Gezielt danach fragen: *„Beeinträchtigt die Akne Ihr Liebesleben?"* MMW-Fortschritte der Medizin, 2013: 11: 37–39

Okuyama H.: *High n-6 to n-3 ratio of dietary fatty acids rather than serum cholesterol as a major risk factor to coronary heart disease,* European Journal of Lipid Science and Technology, 2001: 103: 418–422

Ottoboni F, Ottoboni A.: *Ascorbic Acid and the Immune System,* Journal of Orthomolecular Medicine, 2005: 20 (3): 179–183

Padayatty SJ, Sun H, Wang Y, et al.: *Vitamin C Pharmakokinetics : Implications for Oral and Intravenous Use,* Annals of Internal Medicine, 2004: 140: 533–537

Padayatty SJ, Riordan HD, Hewitt SM, Katz A, et al.: *Intravenously administerd vitamin C as cancer therapy: three cases,* CMAJ, 2006: 174(7): 937–942

Pauling L.: *Orthomolecular Psychiatry,* Science, 1968: 160: 265–271

Pauling L.: *Vitamin C und der Schnupfen,* 1. Auflage, Verlag Chemie GmbH, 1972, Weinheim/Bergstr.

Pauling L, Rath M.: *An Orthomolecular Theory of Human Health and Disesae,* Journal of the orthomolecular medicine, 1991: 6(3&4): 135–138

Pauling L.: *Case report: Lysine/ascorbate-related amelioration of angina pectoris,* Journal of the orthomolecular medicine, 1991: 6(3&4): 144–146

Pauling L.: *Das Vitamin Programm – Topfit bis ins hohe Alter,* 1. Auflage, Goldmann Verlag, 1992, München

Pauling L.: *Third case report on lysine-ascorbate-related amelioration of angina pectoris,* Journal of the orthomolecular medicine, 1993: 8(3): 137–138

Pavlik VN, Doody RS, Rountree SD, et al.: *Vitamin E Use Is Associated with Improved Survival in an Alzheimer's Disease Cohort,* Dementia and Geriatric Cognitive Disorders, 2009: 28(6): 536–540)

Pelton RB, Williams RJ.: *Effect of pantothenic acid of the longevity of mice,* Proceedings of the Society for Experimental Biology and Medicine, 1958: 99: 632–633

Physicans' Health Study: Hennekens CH, Buring JE, Manson JE, et al.: *Lack of effect of long-term supplementation with beta carotene on the incidence of malignant neoplasms and cardiovascular disease,* New England Journal of Medicine, 1996: 334: 1145–1149

Perez A, Raab R, Chen T, et al.: *Safety and efficacy of oral calcitriol (1,25-dihydroxyvitamin D3) for the treatment of psoriasis,* British Journal of Dermatology, 1996:134(6):1070–1078

Placzek M, Gaube S, Kerkmann U, et al.: *Ultraviolet B-Induced DANN Damage in Human Epidermis is Modified by the Antioxidans Ascorbic Acid and D-α-Tocopherol,* Journol of Investigative Dermatology, 2005: 124: 304–307

Plotnick GD, Coretti, MC, Vogel RA.: *Effect of Antioxidant Vitamins on the Transient Impairment of Endothelium-Dependent Brachial Artery Vascoactivity Following a Single High-Fat Meal,* Journal of the American Medical Association, 1997:278(20):1682–1686

Podmore ID, Griffiths HR, Herbert KE, et al.: *Vitamin C exhibits pro-oxidant properties,* Nature, 1998: 392(6676): 559

Prasad KN, Edwards-Prasad J.: *Effects of Tocopherol (Vitamin E) Acid Succinate on Morhological Alterations and Growth Inhibition in Melanoma Cells in Culture,* Cancer Research, 1982: 42: 550–555

Prasad KN, Kumar B, Yan XD, et al.: *Tocopheryl Succinate, the Most Effective Form of Vitamin E for Adjuvant Cancer Treatment: A Review,* Journal of the American College of Nutrition, 2003: 22(2): 108–117

Prasad KN.: *Multiple dietary Antioxidants enhance the efficacy of standard and experimental cancer therapies and decrease their toxicity,* Integrative Cancer Therapy, 2004: 3: 310–322

Prousky JE.: *Niacinamide mitigates Anxiety Symptoms: Three Case Reports,* Journal of Orthomolecular Medicine, 2005: 20(3): 167–178

Qi C, Espey mg, Krishna MC, et al.: *Pharmacologic ascorbic acid concentrations selectively kill cancer cells: Action as prodrug to deliver hydrogen peroxide to tissues,* Proceedings of the National Academy of Science, USA, 2005: 102(38): 13604–13609

Rath M, Niedzwieck i A.: *Nutrional Supplement Program Halts Progression of Early Coronary Atherosclerosis Documented by Ultrafast Computed Tomography,* Journal of Applied Nutrition, 1996: 48, (3), 68–78

Rath M, Pauling L.: *Solution to the Puzzle of Human Cardiovascular Disease: Its Primary Cause is Ascorbate Deficiency Leading to the Deposition of Lipoprotein(a) and Fibrinogen/Fibrin in the Vascular Wall,* Journal of Orthomolecular Medicine, 1991: 6(3 & 4): 125–134

Rath M, Pauling L.: *A Unified Theory of Human Cardiovascular Disease Leading the Way to the Abolition of the Disesase as a Cause for Human Mortality,* Journal of Orthomolecular Medicine, 1992: 7(1): 5–15

Riordan HD, Huminghake RB, Riordan NH, et al.: *Intravenous ascorbic acid. Protocol for its application and use.* Puerto Rico Health Science Journal, 2003: 22: 287–290

Romieu I, Meneses F, Ramirez M, et al.: *Antioxidant Supplementation and Respiratory Functions among Workers Exposed to high Levels of Ozone,* American Journal of Respiratory and Critical Care Medicine, 1998: 158: 226–232

Sakai M, Okabe M, Yamasaki M, et al.: *Induction of Apoptosis by Tocotrienol in Rat Hepatoma dRLh-84 Cells,* Anticancer Research, 2004: 24: 1683–1688)

Salonen JT, Nyyssonen K, Salonen R, et al.: *Antioxidant Supplementation Atherosclerosis Prevention (ASAP) study: a randomized trial of the effect ofvitamin E and C on 3 year progression of carotid atherosclerosis,* Journal of Internal Medicine, 2000: 248: 377–386

Sanyal AJ, Chalasani N, Kowdley KV, et al.: *Pioglitazone, Vitamin E, or placebo for nonalcoholic steatohepatitis,* New England Journal of Medicine, 2010: 362(18): 1675–1685

Schultz M, Strauch UG, Linde HJ, et al.: *Preventive Effects of Escheria Coli Strain Nissle 1917 on acute and Chronic Intestinal Inflammation in Two Different Murine Models of Colitis,* Clinical and Diagnostic Laboratory Immunology, Mar.2004: 372–378

SELECT-Studie: Journal of the American Medical Association, 2011: 306(14): 1549–1556

Simopoulos AP.: *Omega-3-Fatty Acids in Inflammation and Autoimmune Diseases,* Journal of the American College of Nutrition, 2002: 21(6): 495–505

Skogh, M, Sundquist T, Tagess on C.: *Vitamin A in Crohn's Disease,* Lancet, 1980: April, 5: 766

Smith AD, Refsum H.: *Vitamin B12 and cognition in the elderly,* American Journal of Clinical Nutrition, 2009: 89: 707–711

Smith R.: *Status Report Concerning the Use of Megadose Nicotinic Acid in Alkoholics,* Journal of Orthomolecular Psychiatry, 1978: 7(1): 52–55

Soyland E, Lea T, Sandstad B, et al.: *Dietary supplementation with very longchain n-3 fatty acids in man decreases expression of the interleukin 2 receptor (CD25) on mitogen-stimulated lymphocytes from patients with inflammatory skin diseases,* European Journal of clinical investigation, 1994: 24: 236–242

Stephens NG, Parsone A, Schofield PM, et al.: *Randomised controlled trial of vitamin E in patients with coronary disease: Cambridge Heart Antioxidant Study (CHAOS),* Lancet, 1996: 347:781–86

Stone I.: *The natural history of ascorbic acid in the evolution of mammals and primates and its significance for present day man,* Journal of Orthomolecular Psychiatry, 1972: 1(2,3): 82–89

Stone I. (b): *The Healing Factor – Vitamin C Against Disease,* Grosset and Dunlap,1972, New York: Erhaltlich auf: http://yost.com/health/stonehealing-factor/chapter27.html.

Stremmel W, Merle U, Zahn A, et al.: *Retarded release phosphatidylcholine benefits patients with chronic active ulcerative colitis,* GUT, 2005: 54: 966–971

Tan AG, Mitche ll P, Flood VM, et al.: *Antioxidant nutrient intake and the longterm incidence of age-related cataract: the Blue Mountains Eye Study,* American Journal of Clinical Nutrition, 2008: 87: 1899–1905

Task-Force Coronary-Heart-Disease : www.chd-taskforce.com

Tillotts Press Release.: Termination of EPIC Phase III Clinical Trial Programme (Epanova® in Crohn's Disease), Basel, 27.04.2007

Townsend Letter: *Neuropathic Pain,* www.townsendletter.com/AugSept2006/painfree0806.htm

Van Straten M, Josling P.: *Preventing the common Cold with a Vitamin C supplement: a double-blind, placebo-controlled survey,* Advances in Therapy, 2002, May–Jun, 19(3): 151–159

Venkatraman MS, Chittiboyina A, Meingassner J, et al.: *a-Lipoic acid-based PPARg agonists for treating inflammatory skin diseases,* Archives of Dermatology Research, 2004: 296: 97–104

VITAL-Studie: Journal of Clinical Oncology (2017; doi: 10.1200/JCO.2017.72.7735)

Vivekananthan DP, Penn MS, Sapp SK, et al.: *Use of antioxidant vitamins for the prevention of cardiovascular Disease: meta-analysis of randomised trials,* Lancet, 2003: 361:2017–2023

Volker D, Fitzgera ld P, Maj or g, et al.: *Efficacy of Fish Oil Concentrate in the Treatment of Rheumatoid Arthritis,* Journal of Rheumatology, 2000: 27: 2343–2346

Volpi E, Lucidi P, Cruciani g, et al.: *Nicotinamide Counteracts Alkohol-Induced Impairment of Hepatic Protein Metabolism in Humans,* American Society for Nutritional Sciences, 1997: 2199–2204

Wei-Dong D, Zu-Rong Y, Jian S, et al.: *Therapeutic efficacy of high-dose vitamin C on acute pancreatitis and its potential mechanisms,* World Journal of Gastroenterology, 2003: 9(11): 2565–2569

Weinstein SJ, Wright ME, Lawson KA, et al.: *Serum and Dietary Vitamin E in Relation to Prostate Cancer Risk,* Cancer Epidemiology Biomarkers Prevention, 2007: 16(6): 1253–1259

Welsh AL: *Lupus Erythematosus: Treatment by Combined Use of Massive Amounts of Pantothenic Acid and Vitamin E,* Archives of Dermatology and Syphilology, 1952: 65:137

Willis GC, Light AW, Gow WS.: *Serial Arteriography in Atherosclerosis,* Canadian Medical Association Journal, 1954: 71, 562–568

www.aapcc.org

www.doctoryourself.com

www.doctoryourself.com/ames.html (04.11.2018)

www.strunz.com

Yang M, Moclair B, Hatcher V et al.: *A Randomized, Double-Blind, Placebo-Controlled Study of a Novel Pantothenic Acid-Based Dietary Supplement in Subjects with Mild to Moderate Facial Acne,* Dermatology Therapy (Heidelberg), 2014: 4: 93–101

Yeom CW, Leeg, Park JH et al.: *High dose concentration administration of ascorbic acid inhibits tumor growth in BALB/C mice implanted with sarcoma 180 cancer cells via the restriction of angiogenesis,* Journal of Translational Medicine, 2009: 7: 70

Yonemoto RH, Chetr ien PB, Fehniger TF.: *Enhanced Lymphocyte Blastogenesis by oral Ascorbic Acid,* Proceedings of the American Association for Cancer Research, 1976: 17: 288.

Index

Symbole

A

B

C

D

E

F

G

H

I

K

L

M

N

O

P

R

S

T

U

V

W

Z